（懂点中医，护卫家人健康）

从基础理论到实践操作，跟着视频由浅入深、轻松掌握

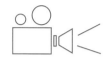

# 视频讲透

# 《伤寒论》

视频讲解　白话解读　简单易懂　一看就会

刘长斌／主编

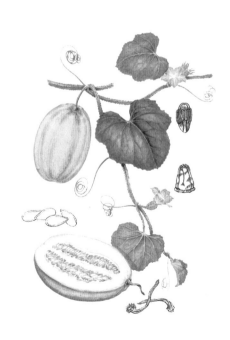

天津出版传媒集团

天津科学技术出版社

**图书在版编目（CIP）数据**

视频讲透《伤寒论》/ 刘长斌主编 . -- 天津：天津科学技术出版社 , 2022.12（2023.3重印）

ISBN 978-7-5742-0678-6

Ⅰ . ①视… Ⅱ . ①刘… Ⅲ . ①《伤寒论》— 图解 Ⅳ . ① R222.2-64

中国版本图书馆 CIP 数据核字 (2022) 第 217391 号

---

视频讲透《伤寒论》
SHIPIN JIANG TOU SHANGHANLUN

策划编辑：刘丽燕　张　萍
责任编辑：孟祥刚
责任印制：兰　毅
出　　版：天津出版传媒集团
　　　　　天津科学技术出版社
地　　址：天津市西康路 35 号
邮　　编：300051
电　　话：（022）23332490
网　　址：www.tjkjcbs.com.cn
发　　行：新华书店经销
印　　刷：唐山富达印务有限公司

---

开本 710×1000　1/16　印张 16　字数 160 000
2023 年 3 月第 1 版第 2 次印刷
定价：88.00 元

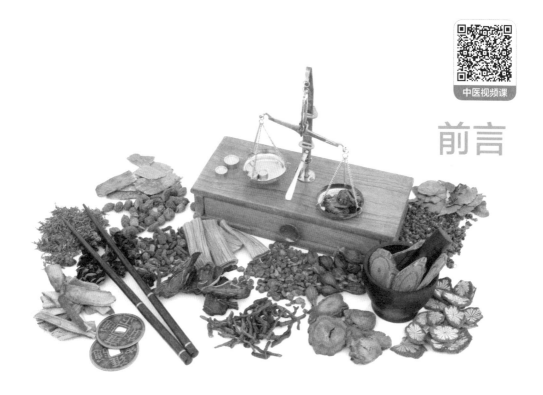

前言

  《伤寒论》为汉代著名医学家张仲景所著。该书运用了辨证论治的基本原则，确立了中医诊治疾病的规范，其所记述的理法方药相结合的辨证经验，对中医临床医学的发展具有深远影响。因此，《伤寒论》也成为历代公认的中医经典著作，是后世医者诊治疾病的准则及中医发展的源泉之一。另外，书中记载的大量方剂，精于选药，讲究配伍，主治明确，组方严谨，大多疗效可靠，切合临床实际，被后世称作"众方之祖"。

  《伤寒论》的重要组成部分是六经病脉证并治。张仲景吸取了《黄帝内经·素问·热论》中的六经分证法，以太阳、阳明、少阳、太阴、少阴、厥阴六经为纲，根据病邪强弱、患者体质差异以及不传、循经传、合病、并病等不同情况，将外感疾病病势进程中所表现出来的各种证候归纳出证候特点、病变部位等，并且将寒热趋向、邪正盛衰等作为诊断治疗的依据，确立了伤寒辨证的纲领。该书以条文的形式较为全面地阐述了伤寒病各阶段的辨脉、审证、论治及立方、用药规律等。在诊断方面，强调四诊八纲的综合运用，对患者的病情进行归纳分析与辨别，确定其疾病部位与病理；在治疗方面，依据其四诊八纲获得的与疾病有关的资料，确定治疗方法，将汗、吐、下、和、清、温、消、补等八种治疗方法灵活运用在治疗过程中。

《伤寒论》对于中医方剂学的发展也具有重大贡献。该书归纳总结出不同的病程阶段与证候类型的证治经验，将中医八法具体地运用到了方剂之中，介绍了桂枝汤、白虎加人参汤、调胃承气汤、大承气汤、小承气汤、四逆汤、葛根汤、麻黄汤、小柴胡汤、大柴胡汤、小青龙汤、大青龙汤、麻黄升麻汤等代表方剂。

　　该书是张仲景在总结前人的医学成就与实践经验的基础上，集汉代以前医学上的重大成就，并且结合自己的临床医学经验，编写出的一部阐述外感及其杂病治疗规律的专著。该书完整地阐述了多种外感疾病及杂病的辨证论治体系，理、法、方、药俱全，在中医发展史上意义重大，不仅为诊治外感疾病提出了辨证纲领和治疗方法，也为中医临床各科提供了辨证论治的规范，从而奠定了辨证论治的基础，对中医学的发展起到了承前启后的作用，被后世医家奉为经典。

　　本书既保留了《伤寒论》的大部分原文及方剂，又对其进行了详细的解释与评析，内容通俗易懂，清晰明了。本书还采用了视频讲解的形式对书中的重点内容进行了详细的讲解，更方便读者阅读理解书中的内容。书中欠妥及疏漏之处，还请广大读者批评指正。

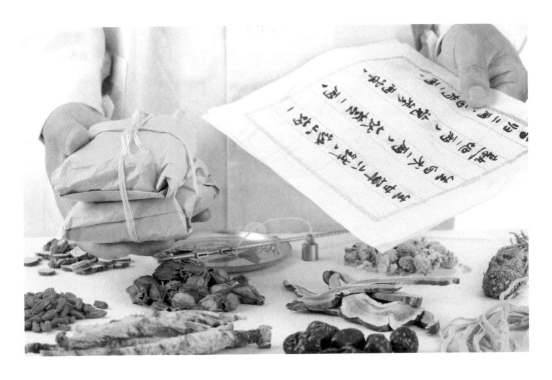

# 目录

# 第一章 辨太阳病脉证并治（上）

## 原文

太阳之为病，脉浮❶，头项强痛❷而恶寒❸。

### 词解

❶ 脉浮：指脉象较浅，轻轻一按就可以把到。

❷ 头项强痛：头部疼痛，项部僵硬，有拘紧感。项，指颈的后部；强，指僵硬。

❸ 恶寒：畏寒、怕冷。

### 译义

太阳病的证候，是以脉象浮、头痛、项部僵硬不舒、畏寒为基本特征的。

### 评析

◎ 本条讲述了太阳病的脉证提纲。

太阳病就是太阳经脉受病。太阳经为六经之藩篱，主一身之表，故外邪侵袭人体，太阳经便首当其冲。脉浮是外邪袭表，卫气对外抗邪在脉象上的反映，提示病位在表。由于太阳经脉上额交巅，还出别下项，太阳一旦受邪，经脉阻遏，便会出现头项强痛的症状。恶寒是太阳病必有及最早出现的症状，且会贯穿始终。恶寒的症状常与发热并见，但本条未提发热，这是因为太阳病初起，暂时没有发热症状。

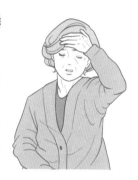

## 原文

太阳病，发热，汗出，恶风，脉缓❶者，名为中风❷。

### 词解

❶ 脉缓：指脉象和缓。

❷ 中风：是外感病邪引起的一种太阳表虚证，与内科疾病中风（脑卒中）不同。

### 译义

太阳病，症见发热、汗出、畏风、脉象和缓的，就是中风。

1

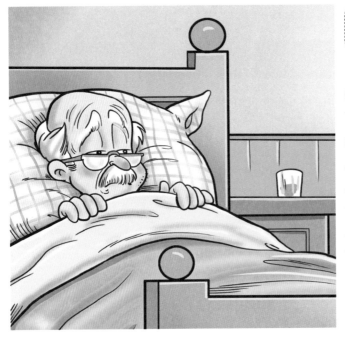

◎本条讲述了太阳病中风证的主要脉证。

如果在脉象浮、头痛、项部僵硬、畏寒症状后，又出现了发热、汗出、畏风和脉象和缓，就表示是中风。该证是由风寒袭表、营卫失调引起的。风邪伤卫，使阳气外浮而与邪气抗争，所以会出现发热；玄府失守，营阴外泄，故而汗出；汗出则肌肤腠理疏松，不能提防风邪侵袭，因此恶风；又因汗液外出，而使脉搏呈现和缓、宽柔之象。

## 原文

太阳病，或已发热，或未发热，必恶寒，体痛，呕逆 ❶，脉阴阳俱紧 ❷者，名为伤寒 ❸。

### 词解

❶ 呕逆：气逆而产生呕吐的感觉。

❷ 脉阴阳俱紧：寸、关、尺三部脉象都是浮紧的。

❸ 伤寒：是外感病邪引起的一种太阳表实证。伤寒有广义与狭义之分，广义伤寒包括多种外感热病。《难经》说："伤寒有五：有中风，有伤寒，有湿温，有热病，有温病。""伤寒有五"即为广义伤寒；五种之中的伤寒，即为狭义伤寒。本条指狭义伤寒。

### 译义

太阳病，已经发热，或者尚未发热，畏寒，身体疼痛，呕逆，无汗，寸、关、尺三部脉象都是浮紧的，就是伤寒。

○**本条讲述了太阳病伤寒证的主要脉证。**

如果在脉象浮、头痛、项部僵硬的基础上，无论是否发热，只要出现身体疼痛，呕逆，寸、关、尺三部脉象皆浮紧等脉证，就是太阳伤寒证。寒邪侵袭体表，卫阳被遏，故而畏寒。卫阳严重阻塞不通，正气不能及时出现在体表与邪气抗争，可暂不发热；稍后，正气则会与邪气抗争，随之出现发热。寒邪外闭卫阳，并使营阴郁滞，经气运行不畅，故而身体疼痛，寸、关、尺三部脉象俱紧。

## 原文

伤寒一日❶，太阳受之，脉若静❷者，为不传；颇欲吐，若躁烦，脉数急❸者，为传也。

### 词解

❶ 伤寒一日：外感病早期。这里的伤寒指广义伤寒，与上条狭义伤寒有别。一日，指患病初期。
❷ 脉若静：脉象平稳，变化不大。
❸ 脉数急：脉的速率很快。与脉静相对而言，脉象具有明显变化。

### 译义

外感病的第一天，病邪在太阳，如果脉象变化不大，病邪就不会传至其他经络；如果患者很想呕吐，烦躁不安，脉象数而急疾，这是病邪将传至其他经络。

### 评析

○**本条讲述了判断外感病是否传变，可以脉证为依据。**

伤寒侵袭人体，太阳首当其冲。病邪在太阳，是否发生传变，可从脉证表现上来测定，如果脉象平和，正胜邪衰，说明病邪仍在太阳，没有发生传变；如果脉象数急，又出现欲呕吐、烦躁不安等现象，就说明邪气转盛，有病情加重和发生传变的迹象，应引起重视。

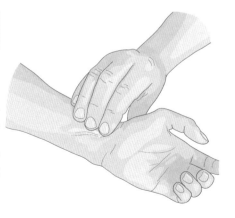

## 原文

伤寒二三日，阳明、少阳证不见者，为不传也。

## 译义

外感病二三天，已到了病邪传至阳明、少阳之期，若不见阳明、少阳证的见症，而只见太阳病证候的，表示病邪未发生传变。

## 评析

○ 本条讲述了外感病的传变。

外感病是否发生传变，可以时间为参考，但更应以证候为主要依据。外感病发生一日，太阳受之，且具有传变的可能。太阳主外，少阳与阳明主里，而病邪传变常在二三日。若二三日传变之期，未出现口苦、咽干、不恶寒、反恶热等，则说明病邪止于太阳，未发生传变，治疗时仍可以太阳病施治。

## 原文

太阳病，发热而渴，不恶寒者，为温病❶。若发汗已，身灼热❷者，名风温。风温为病，脉阴阳俱浮，自汗出，身重❸，多眠睡❹，鼻息必鼾❺，语言难出❻。若被下者，小便不利，直视❼失溲❽；若被火❾者，微发黄色，剧则如惊痫，时瘛疭❿，若火熏之⓫。一逆⓬尚引⓭日，再逆促命期⓮。

## 词解

❶ 温病：温邪引起的一类外感热病，是广义伤寒的一种。其主要症状有发热而渴、不恶寒等。

❷ 灼热：形容发热严重。

❸ 身重：身体沉重无力。

❹ 多睡眠：嗜睡，指神志昏迷、多昏睡的状态。

❺ 鼾（hān）：睡着时呼吸的响声。

**6** 语言难出：说话不清晰。

**7** 直视：目光呆滞无神的样子。

**8** 失溲：大小便失禁。

**9** 被火：误用火法治疗。火，是一种古代的治疗方法，如温针、烧针、火熏、艾灸等。

**10** 瘛疭（chì zòng）：手足抽搐。瘛，收缩；疭，松弛。

**11** 若火熏之：形容肤色发黄、晦暗，就像被火熏过一样。

**12** 逆：指误治。正确的治疗为顺，错误的治疗为逆。

**13** 引：延长的意思。

**14** 促命期：加速死期的到来。促，迫近；命期，死期。

**译义**

　　太阳病，症见发热、口渴、不怕冷的，就是温病。如果误用辛温发汗，就会使热势更高，身体如灼烧般发热严重，这就叫风温。风温的病症有尺、寸脉象均浮盛，自动出汗，身体沉重无力，嗜睡，呼吸时鼻有鼾声，说话困难。如果误用攻下，就会出现小便不通畅，双眼无神，大小便失禁等症状。如果误用火攻，轻则导致肤色发黄，重则引起惊厥的症状，即手足阵发性抽搐，而皮肤就像烟火熏过一样，发黄晦暗。一次误治，患者的生命尚能延长些时日，再次误治就会断送患者生命。

**评析**

○本条讲述了温病的主要脉证以及误治后出现的各种变证。

　　温病乃温邪所致，温为阳邪，易伤津耗液，故而发热口渴；因温邪伤阴液，故多不恶寒。温病禁用辛温发汗，此法以热助热，易重伤津液，导致风温；亦禁用攻下，此法夺其阴液，易引起小便短少不利，双目转动不灵，二便失禁；亦禁用火攻，火热内攻，轻则肤色发黄，重则四肢抽搐；此种种皆为温病误治的不良后果。此条告诫医者，临证之时需及时总结经验，随时纠错。

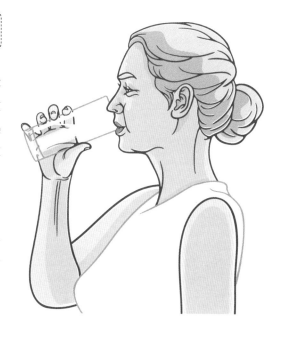

## 原文

病有发热恶寒者，发于阳也；无热恶寒者，发于阴也。发于阳，七日愈，发于阴，六日愈，以阳数七，阴数六故也。

## 译义

患外感病，若有发热、畏寒等症状出现，是病在阳经的表现；若无发热症状，只有畏寒症状出现，是病在阴经的表现。病在阳经，大约七天能够痊愈，病在阴经，大约六天能够痊愈，这是七属于阳数、六属于阴数的缘故。

## 评析

○本条讲述了如何判断外感病的阴阳属性及愈期的预测。

外感病可通过寒热证候的不同判断疾病的阴阳属性。疾病发生的机制是人体内阴阳失衡，当疾病发生时，人体内的正气（抗病功能）与邪气（致病因素）相互抗争，若正气充盛，与邪气奋力抗争，则见发热，多属于阳证；若正气虚弱，无力与邪气抗争，则无发热，多属于阴证。

历代注解古籍的人都以水火成数，水的成数是六，水属阴，故病发于阴经，六日愈；火的成数是七，火属阳，故病发于阳经，七日愈。但疾病的愈期，与感邪的轻重、人体的强弱、治疗的当否密切相关，故此愈期的预测仅供参考，尚待进一步研究。

## 原文

太阳病，头痛，至七日以上自愈者，以行其经尽  故也；若欲作再经 ❷ 者，针足阳明，使经不传则愈。

### 词解

❶ 行其经尽：指邪气在太阳经行尽。
❷ 欲作再经：即想要传于他经。

### 译义

太阳病，头痛超过七天而自行痊愈的，是邪气在太阳经行尽的缘故；若邪气未尽，想要传至阳明经，可以针刺足阳明经穴，使经气疏通，邪气不能传至阳明经，疾病就会痊愈。

○本条讲述了太阳病自愈之机与防止传经的措施。

　　太阳病至七日以上，邪未内传，故有自愈的可能。但亦有正不胜邪的情况，此时邪气易传入阳明经。为了防止传经之变，可针刺足阳明，疏经气，振胃阳；因胃为卫之本，脾为营之源，故针足阳明可恢复营胃之本，扶正祛邪，使经不传而愈。

## 原文

　　太阳病，欲解时，从巳至未上。

### 译义

　　太阳病将要解除的时间，在上午九时到下午三时之间。

评析

○本条讲述了太阳病将要解除的时间。

　　古时用十二地支计时，一天可分为十二个时辰，巳、未均为时辰名。"从巳至未上"相当于现在的上午九时至下午三时，而此时间段是一天中阳气最盛的阶段，人体阳气随自然界阳气盛于外，有助于驱散表邪，是太阳病自愈或药解的最佳时间段。

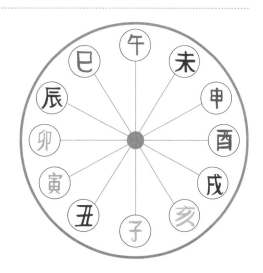

## 原文

　　风家❶，表解而不了了❷者，十二日愈。

❶ 风家：常患外感风寒的人。

❷ 不了了：病情尚未彻底痊愈，依然有不舒适的感觉。

## 译义

容易患太阳中风的人，表证解除后，身体仍有不舒适的感觉。需待一定的时日，正气恢复后，方可痊愈。

## 评析

◎本条讲述了表解后身体未爽的愈后。

常患外感风寒的人，多体质较差，卫阳不足，表气不固，故表证解除，身体未爽，须稍待数日，静息调养，正气恢复后，方可精神爽之。据外感发病的传变规律推测，患者病愈通常不过十二日，故曰"十二日愈"，此为约略之词，仅供参考。

## 原文

病人身大热，反欲得衣者，热在皮肤 ❶，寒在骨髓 ❷ 也；身大寒，反不欲近衣者，寒在皮肤，热在骨髓也。

## 词解

❶ 皮肤：体表，指在外面。

❷ 骨髓：体内，指在里面。

## 译义

患者体表发热，反而想多穿衣服，这是外部假热，内部真寒的表现；患者体表怕冷，反而不想穿衣服，这是外部假寒，内部真热的表现。

## 评析

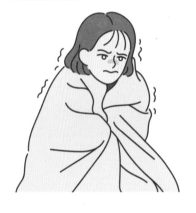

◎本条讲述了如何根据患者喜恶之情辨别寒热真假。

寒热之证，真者易分，假者难辨，故以疾病在表之寒热为假，以患者之喜恶为真。寒热在皮肤，病浅在外，为假；寒热在骨髓，病深在内，为真。当然，临床上仅以此为依据不足以确诊寒热真假，当结合舌苔、脉象、二便等综合分析，方可去伪存真，做出准确判断。

# 原文

太阳中风，阳浮而阴弱，阳浮者，热自发；阴弱者，汗自出。啬啬恶寒❶，淅淅恶风❷，翕翕发热❸，鼻鸣❹干呕者，桂枝汤主之。

## 词解

❶ 啬啬恶寒：畏缩怕冷的样子。

❷ 淅淅恶风：畏风寒的样子就像冷风冷雨侵袭身体一样。

❸ 翕翕发热：发热的状态就像身上披了一层羽毛一样。

❹ 鼻鸣：鼻塞不通、气息不利而发出的呼吸鸣响。

## 译义

太阳中风证，卫阳抗邪而浮盛于外，营阴失守而弱于内，卫阳浮盛于外则出现发热，营阴失守则汗自出，患者畏缩怕冷，瑟瑟恶风，像身披羽毛一样发热，且有鼻塞气息不利、干呕症状的，应该用桂枝汤主治。

## 评析

○ 本条讲述了太阳中风证的病机、证候特点及主治方剂。

太阳中风证的病机为阳浮而阴弱，前者引起发热，后者导致汗出。发热、汗出、畏寒、畏风、鼻塞气息不利和干呕是该证的主要表现。风寒侵袭，影响到肺气，使肺窍不利，故而出现鼻鸣。风寒侵袭，影响到胃气，使胃失和降，故而出现干呕。这种外邪侵袭体表，使得营卫失调，卫阳外浮、营阴外泄的，最适合用桂枝汤主治。

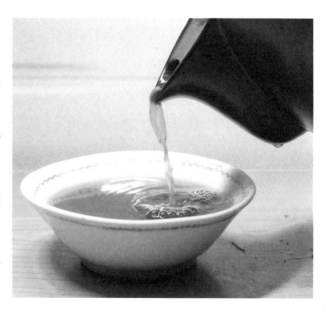

**方剂**

# 桂枝汤方

桂枝三两，去皮　芍药三两　甘草二两，炙　生姜三两，切　大枣十二枚，擘

上五味，哎咀❶三味，以水七升，微火煮取三升，去滓，适寒温，服一升。服已须臾，啜❷热稀粥一升余，以助药力。温覆❸令一时许，遍身漐漐❹微似有汗者益佳，不可令如水流漓，病必不除。若一服汗出病差，停后服，不必尽剂。若不汗，更服，依前法。又不汗，后服小促其间❺。半日许，令三服尽。若病重者，一日一夜服，周时❻观之。服一剂尽，病症犹在者，更作服。若汗不出，乃服至二三剂。禁生冷，黏滑，肉面，五辛❼，酒酪，臭恶❽等物。

## 词解

❶ 哎咀（fǔ jǔ）：用口咬碎，这里指把药物切碎。因古代缺少利刃，故多用口咬。

❷ 啜：喝，这里指趁热快速喝下。

❸ 温覆：盖上衣被，以使身体温暖，帮助汗出。

❹ 漐漐（zhí zhí）：身体微微出汗的样子。

❺ 小促其间：略微缩短服药的间隔时间。

❻ 周时：一昼夜，也就是 24 小时。

❼ 五辛：《本草纲目》中称大蒜、小蒜、韭、胡荽、芸苔为五辛，这里指有辛辣气味的食物。

❽ 臭恶：指腐败变质及有不良气味的食物。

## 桂枝汤方

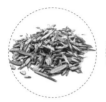  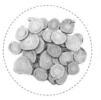  

| 桂枝三两 | 芍药三两 | 甘草二两 | 生姜三两 | 大枣十二枚 |
| --- | --- | --- | --- | --- |
| 去皮 | | 炙 | 切片 | 剖开 |

以上五味药，切碎前三味，与后两味药混合，加水七升，用微火煮成三升，去除药渣，待药汁温度适宜时，服下一升，每日服三次。服药一会儿后，趁热快速喝下一升左右稀粥，以助药力发挥，并盖上衣被两小时左右，使身体温暖，帮助汗出。汗出以周身微微出汗为好，不要让汗出像流水一样淋漓不断，否则便会耗阳伤阴，疾病就不能被消除。如果服下第一次药后汗出疾病痊愈，就停止服第二次、第三次药，不必把一剂药都服完。如果服第一次药后汗不出，可以照着以上方法服下第二次药。如果服第二次药还是汗不出，那么第三次药就可以提前一点服，可在半日左右就服完一剂药。如果病情严重，可以昼夜服药，并在 24 小时内进行严密观察。如果一剂药服完后，病症仍然没有消除，可以继续服药。如果服药后汗不出，就接着服第二剂第三剂。服药期间，禁止食用生冷、黏滞滑腻、油腻、辛辣、酒、动物乳类及其制品，以及腐败变质和有不良气味的食物。

## 方解

**桂枝汤是《伤寒论》的第一方，因主药为桂枝而得名。**

方中桂枝辛温，可以发散风寒、祛寒通阳，芍药酸寒，可以敛阴和营，二者配伍，能够起到调和营卫的效果。生姜辛温，佐桂枝以解表；大枣味甘，佐芍药以和中；炙甘草甘平，可调和诸药。另外，本方的煎服方法也很重要，尤其是服药之后一会儿，趁热喝下热粥，既可助药力，又能保养胃气，且要盖上衣被大约两小时以助汗出，其度以周身微微汗出为佳。此方为辛温解表之剂，以调和营为、解肌发汗为主，凡是营卫不和的病症都可采用本方进行治疗。

11

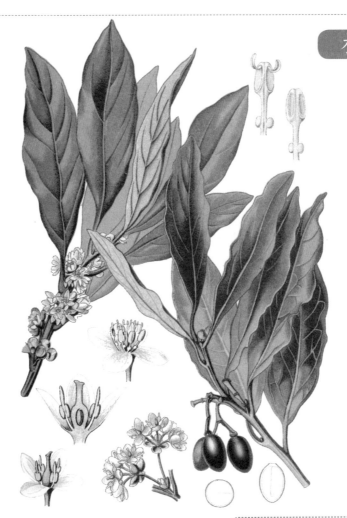

树皮称肉桂

主治：畏寒肢冷、脘腹冷痛、痛经等。

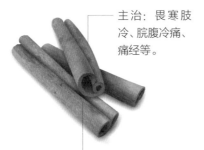

功效：补火助阳、温中散寒、温通经脉。

干燥嫩枝称桂枝

功效：发汗解表、散寒止痛、通阳化气。

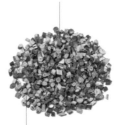

主治：伤风头痛、外感寒凉、痛经等。

## 原文

太阳病，项背强几几❶，反❷汗出恶风者，桂枝加葛根汤主之。

### 词解

❶ 项背强几几（shū）：项背牵强、不柔和，拘急不舒。

❷ 反：反而。

### 译义

太阳病，项背不柔和，有拘急感，本应无汗，反而有汗且怕风的，用桂枝加葛根汤主治。

### 评析

○ 本条讲述了太阳中风证兼经脉失养的证候及治疗。

太阳经脉循项背而行，若风寒侵袭，则太阳经气不舒，津液不上达，太阳经脉失于濡养，而致项背拘急，俯仰不能自如。而风寒易闭遏经气，因此"恶寒、无汗"为常见症状。但本证却有"汗出、恶风"，此症状较少发生，所以用"反"字表示。另外，此症状也表明本证的病机为"卫强荣弱"，适宜用桂枝加葛根汤治疗。

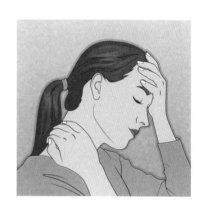

**方剂**

# 桂枝加葛根汤方

葛根四两　麻黄三两，去节　芍药二两　生姜三两，切　甘草二两，炙　大枣十二枚，擘　桂枝二两，去皮

上七味，以水一斗，先煮麻黄、葛根，减二升，去上沫，内❶诸药，煮取三升，去滓，温服一升，覆取微似汗，不须啜粥，余如桂枝法将息❷及禁忌。

中医视频课

13

词解

❶ 内：同"纳"，加入。

❷ 将息：调理休息，即服药后的调养方法。

## 组成和用法

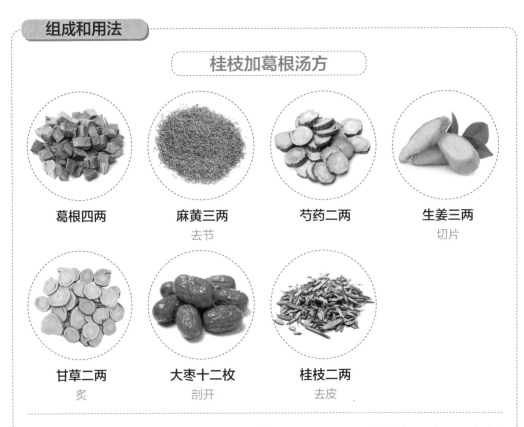

### 桂枝加葛根汤方

葛根四两

麻黄三两
去节

芍药二两

生姜三两
切片

甘草二两
炙

大枣十二枚
剖开

桂枝二两
去皮

　　以上七味药，用水一斗，先放入麻黄、葛根煎煮，煮去二升水，除掉上面的浮沫，再加入其他药物，煎煮成三升，去掉渣滓，每次温服一升，服完药后盖上衣被取暖，使身体微微出汗，除了不需要喝粥外，其余的调养方法和服药禁忌皆与桂枝汤相同。

## 方解

　　本方由桂枝汤加葛根组成，其中桂枝汤可解肌祛风，治汗出恶风；葛根可解肌发表、入胃生津，治项背拘急。二者共用，能够达到解肌发汗、合营生津的效果。另外，因为本证属于太阳表虚兼津不上达而致项背拘急，故不能用麻黄这种发汗的药物，所以方中应去掉麻黄。

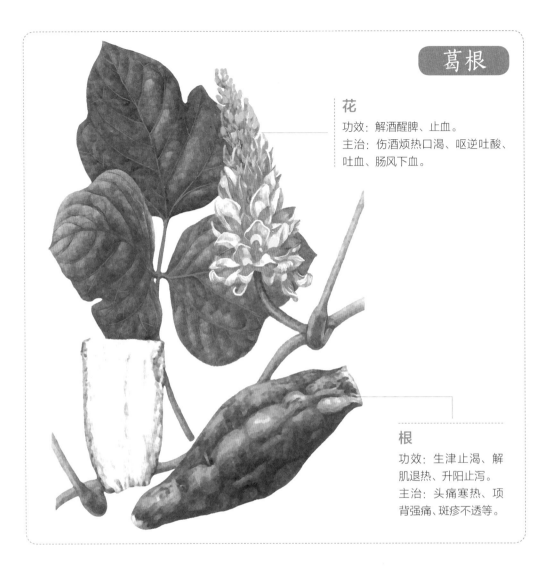

葛根

**花**
功效：解酒醒脾、止血。
主治：伤酒烦热口渴、呕逆吐酸、吐血、肠风下血。

**根**
功效：生津止渴、解肌退热、升阳止泻。
主治：头痛寒热、项背强痛、斑疹不透等。

## 原文

　　太阳病，下之后，其气上冲者，可与桂枝汤，方用前法。若不上冲者，不得与之。

译义

　　太阳病，误用泻下药后，患者自觉胸中有气逆上冲感觉的，可以用桂枝汤治疗，服药方法同于前。若误用泻下药后，患者没有气逆上冲的感觉，则不能用桂枝汤治疗。

## 评析

○**本条讲述了太阳病误下后气上冲的治疗方法。**

太阳病本应以汗法解表，若误用泻下药后，表邪内陷，发生变证，则不可再以汗法解表，应随其变证施治。但若误下后，患者胸中有气逆上冲的感觉，说明表邪未陷于内，正气尚未受伤，亦能与邪气相争，此时仍可以桂枝汤解表祛邪，调和营卫。本条中"方用前法"是指桂枝汤的煎服、调护方法。

## 原文

太阳病三日，已发汗，若吐若下若温针❶，仍不解者，此为坏病❷，桂枝❸不中❹与之也。观其脉证，知犯何逆，随证治之。桂枝本为解肌，若其人脉浮紧，发热汗不出者，不可与之也。常须识❺此，勿令误也。

## 词解

❶ 温针：针刺与艾灸结合的一种治疗方法。

❷ 坏病：因误治而使病情恶化的各种变证的概称。

❸ 桂枝：这里指桂枝汤。

❹ 不中：不当。

❺ 识（zhì）：通"志"，记住的意思。

## 译义

太阳病的第三天，已经用了发汗的方法，或者用了吐法，或者用了攻下法，或者用了温针的方法，但病邪仍不解的，即为坏病，桂枝汤已经不适用了。应当观察患者的脉象、症状，了解使用了何种错误治疗方法，依据患者的具体病症治疗。桂枝汤本来作用是解除肌表之邪，假如患者脉象浮紧，发热而不出汗，不可用桂枝汤治疗。医者必须牢记这一点，不要发生错误。

## 评析

○**本条讲述了坏病的成因及桂枝汤应用的基本原则。**

太阳病之初，当用发汗法治疗，但也须辨明表虚、表实，即辨明此证属中风或是伤寒。否则出现误治，如误用催吐、攻下、温针等方法杂治，非但太阳病未解，还可能致使病情复杂、恶化，发生变证。桂枝汤是解表祛邪、调和营卫的方剂，当几经杂治，病情恶化，引起坏病，应"观其脉证"，"随证治之"。医者当牢记桂枝汤应用的基本原则，"勿令误也"。

## 原文

　　若酒客 ❶ 病，不可与桂枝汤，得之则呕，以酒客不喜甘 ❷ 故也。

### 词解

❶ 酒客：嗜酒的人。
❷ 甘：甜。

### 译义

　　若平时嗜酒的人患了太阳中风证，不应用桂枝汤治疗，如果患者服用了桂枝汤，就会出现呕吐的症状，这是嗜酒的人多温热内蕴，而桂枝汤是辛甘温之剂，患者服用后助热留湿的缘故。

### 评析

○本条讲述了平素嗜酒之人患太阳中风，禁用桂枝汤。

　　嗜酒之人大多胃肠温热内蕴，而桂枝汤乃辛甘之剂，辛易生热，甘易助湿，温湿患者得辛甘之剂而使温湿堵塞，胃气上逆，从而发生呕吐。此前有太阳中风证，可用桂枝汤主之，但此条又曰：嗜酒之人患太阳中风，禁用桂枝汤。故遇患者太阳中风，应当具体分析。此外，"得之则呕"是举例温室内蕴者误用桂枝汤的变证，但其变证并非呕吐这一种，学者当举一反三。

## 原文

　　喘家作，桂枝汤加厚朴、杏子佳。

### 译义

　　平素有喘疾的人，患了太阳中风证，最好用桂枝汤加厚朴、杏仁治疗。

### 评析

○本条讲述了太阳中风证引发喘疾的治疗。

　　平素患有喘疾之人，易受外邪侵袭，感邪后又易引发宿疾，致使咳喘加重。用桂枝汤加厚朴、杏仁，可表里兼顾，桂枝汤解表祛邪，调和营卫，加厚朴、杏仁可化痰止咳、下气平喘，如此良方，是为"佳"。

## 原文

中医视频课

凡服桂枝汤吐者，其后必吐脓血也。

### 译义

凡是内热炽盛的患者，若是服用桂枝汤而发生呕吐症状的，以后可能会出现吐脓血的变证。

### 评析

◎本条讲述了内热盛者禁用桂枝汤。

桂枝汤辛温助火，内热盛者服之，必会加重热势，可能出现呕吐或吐脓血的情况，但并非必然之势。本条重点在于阳热内盛者，禁用桂枝汤，而非是否"吐脓血"。

## 原文

太阳病，发汗，遂漏❶不止，其人恶风，小便难❷，四肢微急❸，难以屈伸者，桂枝加附子汤主之。

### 词解

❶ 漏：渗泄不止的意思，这里形容汗多。

❷ 难：不通畅的意思。

❸ 四肢微急：四肢屈伸运动受到限制，有轻微的不能自由活动现象。微，轻微；急，拘急，屈伸运动不自如。

### 译义

太阳病，发汗太过，导致汗出淋漓不止，患者怕冷，小便不通畅，四肢微感拘急疼痛，屈伸不自如，如果仍然存在头疼、发热等表证，应该用桂枝加附子汤主治。

### 评析

◎本条讲述了太阳病过汗导致阳虚液亏的证候及治疗。

太阳病当发汗解表，若发汗太过，或汗不如法，则易损伤阳气，致阳虚液亏。阳虚不能卫外，故而恶风；过汗伤阳损阴，阴液不足，故小便难而不畅；阳气主温煦，阴血主濡润，阴阳俱虚，筋脉得不到温煦濡养，故四肢微急，难以屈伸。此症病理机转的根本在阳虚，故用桂枝汤加附子调和营卫，复阳固表。

# 桂枝加附子汤方

桂枝三两，去皮　芍药三两　甘草三两，炙　生姜三两，切　大枣十二枚，擘　附子一枚，炮，去皮，破八片

上六味，以水七升，煮取三升，去滓，温服一升。本云桂枝汤，今加附子，将息如前法。

**组成和用法**

## 桂枝加葛根汤方

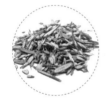

**桂枝三两**
去皮

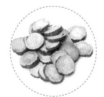

**芍药三两**

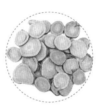

**甘草三两**
炙

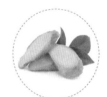

**生姜三两**
切片

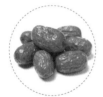

**大枣十二枚**
剖开

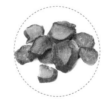

**附子一枚**
炮制，去皮，破成八片

以上六味药，用水七升，煎煮成三升，去掉渣滓，每次温服一升。本方是桂枝汤的加减，现加入附子，服药后的调养方法和前方一样。

**方解**

**本方由桂枝汤加附子组成。**

其中桂枝汤可发表解肌、调整营卫失和；附子可固表止汗、复阳潋液；两者共用，可调和营卫，复阳固表，治疗过汗引起的阳虚液亏。此外，并非只有太阳病过汗才可导致本证，如果妇人产后或身体阳虚外感也会出现此类症状，因此，只要是阳虚漏汗的患者，都可以用本方治疗。

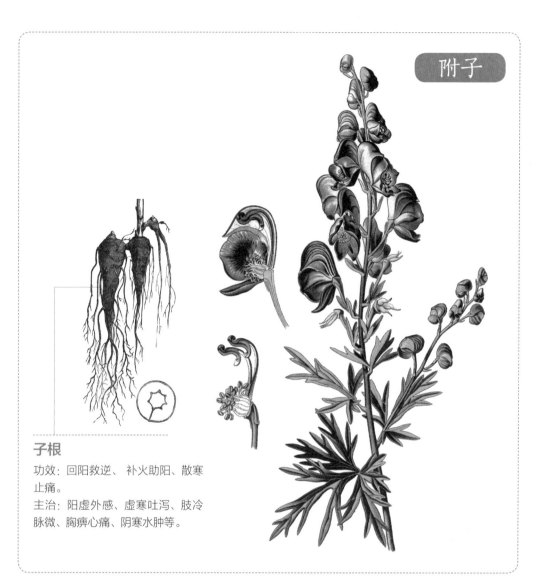

附子

**子根**

功效：回阳救逆、补火助阳、散寒止痛。

主治：阳虚外感、虚寒吐泻、肢冷脉微、胸痹心痛、阴寒水肿等。

## 原文

太阳病，下之后，脉促胸满者，桂枝去芍药汤主之。

太阳病，误用攻下之后，出现脉象急促、短促，胸部胀闷症状的，用桂枝去芍药汤主治。

评析

○本条讲述了太阳病误用攻下后，脉促、胸阳被遏之证的治疗。

太阳病，本应该使用汗法，如果误用了下法，就会伤阳损阴，导致里虚邪陷。脉促表明心阳已伤，但人体阳气尚能与邪力争。胸满是由邪陷于胸，阳气向外抗拒而不能畅达所致。此时邪从表传，有渐入之机，但仍在阳分，属于正虚邪陷的情况，适宜用桂枝汤加减治疗。

**方剂**

# 桂枝去芍药汤方

桂枝三两，去皮　甘草二两，炙生姜三两，切　大枣十二枚，擘

上四味，以水七升，煮取三升，去滓，温服一升。本云桂枝汤，今去芍药，将息如前法。

**组成和用法**

### 桂枝去芍药汤方

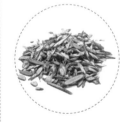 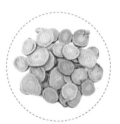 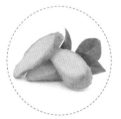 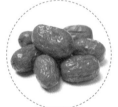

| 桂枝三两 | 甘草二两 | 生姜三两 | 大枣十二枚 |
|---|---|---|---|
| 去皮 | 炙 | 切片 | 剖开 |

以上四味药，用水七升，煎煮成三升，去掉渣滓，每次温服一升。本方是桂枝汤的加减，现去掉芍药，服药后的调养方法和前方一样。

## 方解

**本方是为伤寒太阳病误下后出现的变证所设。**

桂枝汤中的芍药酸寒阴柔，容易加重胸满的症状，所以去而不用。其余四味，即桂枝、甘草、生姜和大枣属于甘辛温类药物，可以鼓舞心胸中的阳气，以抗拒邪气，使其仍从表解。本方可解表而不留邪，通阳而无碍解表，是通阳解表的良方，对太阳病误下之证非常适宜。

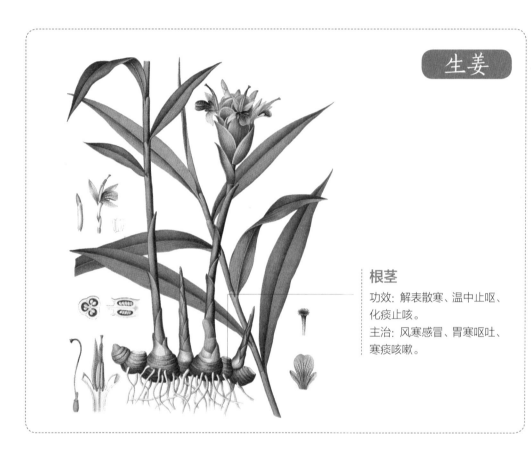

生姜

**根茎**

功效：解表散寒、温中止呕、化痰止咳。

主治：风寒感冒、胃寒呕吐、寒痰咳嗽。

# 原文

若微寒者，桂枝去芍药加附子汤主之。

译义

若误用攻下后，出现脉微、畏寒症状的，用桂枝去芍药加附子汤主治。

◎本条讲述了太阳病误用攻下后，脉微、畏寒的治疗。

太阳病误用攻下后，在上条所述症状的基础上，又出现脉微、畏寒症状，此为阳虚恶寒之象。当用前方加附子，以复阳温经。

**方剂**

# 桂枝去芍药加附子汤方

桂枝三两，去皮　甘草二两，炙　生姜三两，切　大枣十二枚，擘　附子一枚，炮，去皮，破八片

上五味，以水七升，煮取三升，去滓，温服一升。本云桂枝汤，今去芍药加附子，将息如前法。

## 组成和用法

### 桂枝去芍药加附子汤方

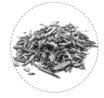

| 桂枝二两 | 甘草三两 | 生姜三两 | 大枣十二枚 | 附子一枚 |
|---|---|---|---|---|
| 去皮 | 炙 | 切片 | 剖开 | 炮制，去皮，破成八片 |

以上五味药，用水七升，煎煮成三升，去掉渣滓，每次温服一升。本方是桂枝汤的加减，现去掉芍药加入附子，服药后的调养方法和前方一样。

**本方是在桂枝去芍药的基础上加附子组成的。**

因患者在误用攻下后，同时出现微寒症状，此证说明患者阳气已虚，急需复阳，而此时用桂枝去芍药汤，恐药力太薄，附子具辛热温阳之力，可助阳逐阴，故用桂枝去芍药加附子汤。

枣

果实

功效: 补脾胃、益气血、安心神、调营卫、和药性。

主治: 脾胃虚弱、气血不足、食少便溏、倦怠乏力、心悸失眠、妇人脏躁、营卫不和。

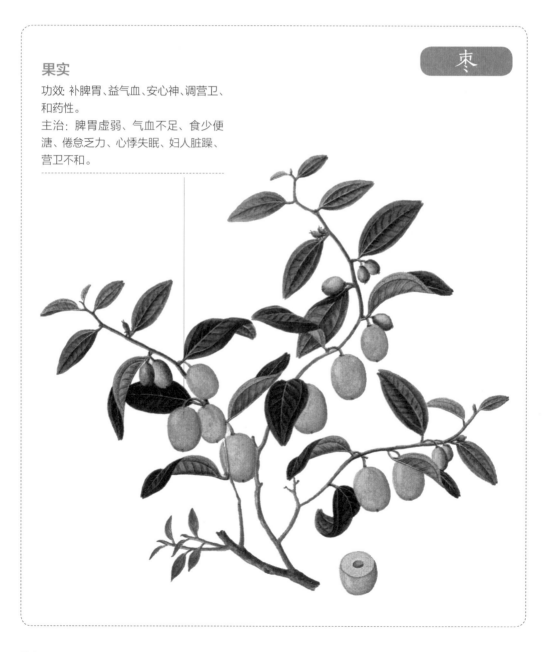

太阳病，得之八九日，如疟状❶，发热恶寒，热多寒少，其人不呕，清便欲自可❷，一日二三度发。脉微缓❸者，为欲愈也；脉微而恶寒者，此阴阳俱虚❹，不可更发汗更下更吐也；面色反有热色❺者，未欲解也，以其不能得小汗出，身必痒，宜桂枝麻黄各半汤。

## 词解

❶ 疟状：寒热发作的情况，像疟疾一样。

❷ 清便欲自可：大小便正常。

❸ 脉微缓：脉象和缓，不浮紧。

❹ 阴阳俱虚：表里都虚。这里的阴阳指表里。

❺ 热色：红色。

## 译义

太阳病，已经得了八九天，患者发热怕冷，发热的时间长，怕冷的时间短，一天发作二三次，好像疟疾一样，患者不呕吐，大小便正常，这是邪气郁滞在表的表现。若此时患者脉象趋于和缓，是邪气去，正气复的征象，说明疾病即将痊愈；若此时患者脉象微弱而畏寒，这是表里阳气皆虚，可能是误用发汗、攻下、涌吐等方法所致，因此，不能再用发汗、攻下、涌吐等方法治疗了；若此时患者面部反而出现红色，说明邪气郁滞在表未能解除，因为患者暂时没有发汗，所以皮肤一定有瘙痒的症状，适宜用桂枝麻黄各半汤治疗。

## 评析

○本条讲述了太阳病八九日不解的三种转归及辨证治疗。

太阳病日久不愈，患者发热怕冷，热多寒少，一日发作二三次，如疟而非疟。患者不呕，大小便正常，说明邪在于表，未入少阳、阳明，且阳气驱邪之力占优势。以上病情可发生三种转归：一是患者脉象和缓，有病愈之象；二是脉微恶寒，表里俱虚，故提出治疗禁忌，以免更加伤阳损液；三是患者面色发红、身痒，阳气郁遏不泄，当用桂枝麻黄各半汤治疗。

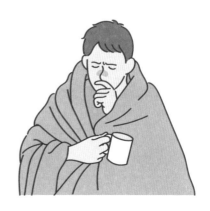

**方剂**

# 桂枝麻黄各半汤方

桂枝一两十六铢❶，去皮　芍药　生姜切　甘草炙　麻黄各一两，去节　大枣四枚，擘　杏仁二十四枚，汤浸，去皮尖及两仁者

上七味，以水五升❷，先煮麻黄一二沸，去上沫，内诸药，煮取一升八合，去滓，温服六合。本云桂枝汤三合，麻黄汤三合，并为六合，顿服，将息如上法。

**词解**

❶ 铢：古代的重量单位，一两等于二十四铢。　　❷ 升：容量单位，十合为一升。

**组成和用法**

## 桂枝麻黄各半汤方

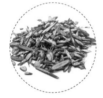

**桂枝一两十六铢**
去皮

**芍药一两**

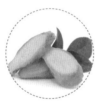

**生姜一两**
切片

**甘草一两**
炙

**麻黄一两**
去节

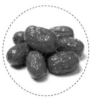

**大枣四枚**
剖开

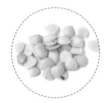

**杏仁二十四枚**
用水浸泡，去掉皮尖及双仁

以上七味药，用水五升，先加入麻黄煎煮，待煮一二沸，除掉上面的浮沫，再加入其他药物，煎煮成一升八合，去掉渣滓，每次温服六合。本方取桂枝汤三合，麻黄汤三合，合为六合，一次服完，服药后的调养方法和前方一样。

本方为桂枝汤和麻黄汤两方的合剂。

麻黄汤可疏达皮毛，治表实无汗；桂枝汤可复阳固表，调和营卫；两方合用，以小剂量服之，可起到发小汗祛邪之效，并且不会因过汗而伤正气，因此，这是非常合适的治疗方剂。

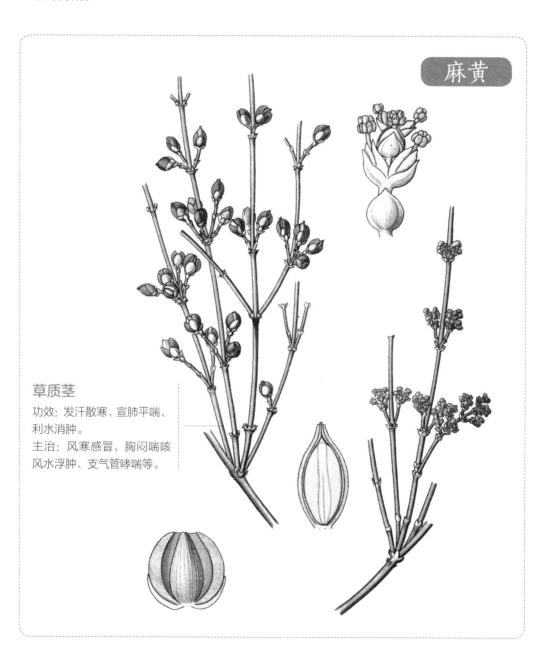

麻黄

**草质茎**

功效：发汗散寒、宣肺平喘、利水消肿。

主治：风寒感冒、胸闷喘咳风水浮肿、支气管哮喘等。

## 原文

太阳病，初服桂枝汤，反❶烦不解者，先刺风池、风府，却与❷桂枝汤则愈。

### 词解

❶ 反：反而。

❷ 却与：然后给予。

### 译义

太阳病中风症，服用一遍桂枝汤，不仅表证未解，反而增加了烦闷的感觉，这是邪气郁滞所致，可先刺风池、风府，疏通经络以泄邪，然后再服用桂枝汤就可以痊愈。

### 评析

○本条讲述了太阳中风证邪气较盛时，可先以针泄邪。

太阳中风证本应服用桂枝汤解肌祛风，然患者初服桂枝汤后，反而烦闷不适，此为邪重药轻之故。针刺风池、风府，可疏通太阳经脉，使阳气不闭，风邪泄之，而后再服桂枝汤，解肌祛风，此病便可痊愈。针药并用的治疗方法，对后世采用多种疗法治疗疾病具有重要的指导作用。

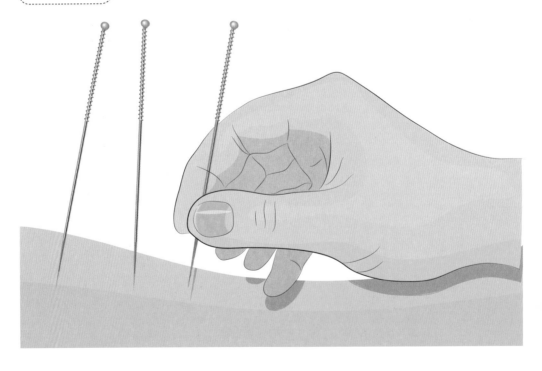

服桂枝汤，大汗出，脉洪大者，与桂枝汤，如前法。若形似疟，一日再发者，汗出必解，宜桂枝二麻黄一汤。

## 译义

服用桂枝汤以后，大汗淋漓，脉象洪大，而发热、畏寒等表证仍在，仍可用桂枝汤治疗，服药方法同前。如果患者发热怕冷，热多冷少，像疟疾一样，一日发作二次的，用小发汗法就能治愈，适宜用桂枝二麻黄一汤。

## 评析

○本条讲述了服桂枝汤不如法后的两种转归与治疗。

太阳病，服桂枝汤发汗，"微似有汗者益佳"，若汗不得法，病情可发生转归。"大汗出，脉洪大"，此为过量服用桂枝汤所致，脉变而证未变，发热、畏寒等表证仍在，仍可以桂枝汤治之，但应遵守方后所注煎服方法。若患者症见"形似疟，一日再发者"，此为邪气未尽，正气不足，可用桂枝二麻黄一汤，辛温轻剂，取微汗而解。

方剂

# 桂枝二麻黄一汤方

桂枝一两十七铢，去皮　芍药一两六铢　麻黄十六铢，去节　生姜一两六铢，切　杏仁十六个，去皮尖　甘草一两二铢，炙　大枣五枚，擘

上七味，以水五升，先煮麻黄一二沸，去上沫，内诸药，煮取二升，去滓，温服一升，日再服。本云桂枝汤二分，麻黄汤一分，合为二升，分再服，今合为一方，将息如前法。

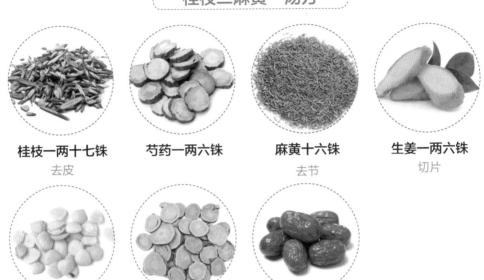

## 桂枝二麻黄一汤方

**桂枝一两十七铢**
去皮

**芍药一两六铢**

**麻黄十六铢**
去节

**生姜一两六铢**
切片

**杏仁十六个**
去掉皮尖

**甘草一两二铢**
炙

**大枣五枚**
剖开

以上七味药，用水五升，先加入麻黄煎煮，待煮一二沸，除掉上面的浮沫，再加入其他药物，煎煮成二升，去掉渣滓，每次温服一升，一日服两次。本方取桂枝汤二分，麻黄汤一分，合为二升，分二次服完，服药后的调养方法和前方一样。

## 方解

**本方为风寒轻证而设。**

本方是桂枝汤和麻黄汤两方的合剂，但其麻黄、杏仁的分量比桂枝麻黄各半汤较轻，而芍药、甘草、生姜又比各半汤重，故其发汗力量较各半汤小。因此，本方适用于大汗出后邪气滞留太阳，出现"如疟"的症状，以小计量的辛温轻剂，调和营卫，轻开腠理，微发其汗，汗出必解。

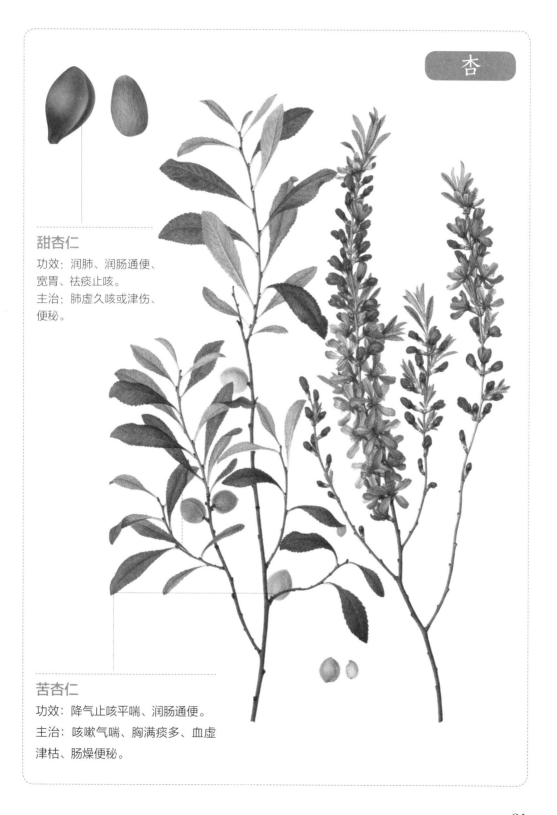

**甜杏仁**

功效：润肺、润肠通便、
宽胃、祛痰止咳。

主治：肺虚久咳或津伤、
便秘。

**苦杏仁**

功效：降气止咳平喘、润肠通便。

主治：咳嗽气喘、胸满痰多、血虚
津枯、肠燥便秘。

## 原文

服桂枝汤，大汗出后，大烦渴不解，脉洪大者，白虎加人参汤主之。

### 译义

太阳中风证，服用桂枝汤后，患者大汗淋漓，心烦口渴的厉害，喝水也不能缓解，且脉象洪大，此为邪传阳明，热盛而津伤，可用白虎加人参汤主治。

### 评析

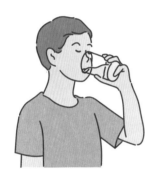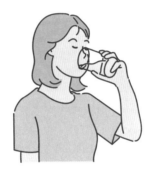

○本条讲述了服桂枝汤大汗出后热盛津伤的证治。

太阳病，服桂枝汤大汗出后，表邪虽解，但患者心烦口渴，饮水难自救，且脉象洪大，此为病转阳明所致，此时患者里热炽盛，津气两伤，需以辛寒清热，益气生津，当用白虎加人参汤主治。

## 白虎加人参汤方

知母六两　石膏一斤，碎，绵裹　甘草二两，炙　粳米六合　人参三两

上五味，以水一斗，煮米熟汤成，去滓，温服一升，日三服。

## 白虎加人参汤方

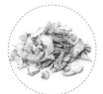
**知母六两**

**石膏一斤**
打碎，用布包

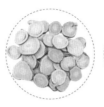
**甘草二两**
炙

**粳米六合**

**人参三两**

以上五味药，加水一斗煎煮，待粳米煮熟，去掉渣滓，每次温服一升，一日服用三次。

**方解**

**本方由白虎汤加人参组成。**

白虎汤有清热止渴的效果；人参则可补气救阴，二者合用，方可清邪热，益津气。本证属病转阳明，致使患者燥热亢盛，津气两伤，故以清热祛邪为主，扶正为补，用白虎加人参汤方可解。

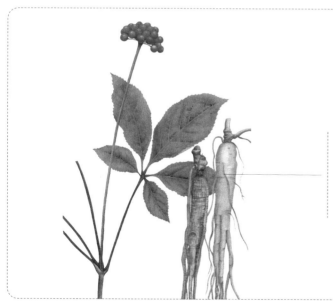

人参

**根**

功效：补脾益肺、生津止渴、安神增智、大补元气。
主治：体虚欲脱、肢冷脉微、脾虚食少、肺虚喘咳、津伤口渴。

太阳病，发热恶寒，热多寒少，脉微弱者，此无阳❶也，不可发汗；宜桂枝二越婢❷一汤。

## 词解

❶ 无阳：阳气虚弱。

❷ 越婢："婢"与"脾"古字通用。发越脾气，通行津液。

## 译义

太阳病，发热怕冷，发热的时间长，怕冷的时间短，一天发作两三次，并见心烦口渴的，为表郁兼内热之证，适宜用桂枝二越婢一汤。若患者脉象微弱，这是阳气虚弱，发汗法不能治愈。

## 评析

○本条讲述了太阳病表未解而内热的证治。

本证是太阳病表邪未解逐渐化热入里形成的外寒内热之证。本证既有表邪未解之发热，亦有在里之发热，故内热偏重，并有轻度心烦口渴之证，宜用桂枝二越婢一汤，发泄郁热。另外，若患者脉象微弱，此为阳气不足，阳虚不可发汗，故禁用汗剂。

## 方剂

# 桂枝二越婢一汤方

桂枝去皮　芍药　　麻黄　甘草各十八铢，炙　大枣四枚，擘　生姜一两二铢，切　石膏二十四铢，碎，绵裹

上七味，以水五升，煮麻黄一二沸，去上沫，内诸药，煮取二升，去滓，温服一升。本云：当裁为越婢汤、桂枝汤合之，饮一升，今合为一方，桂枝汤二分，越婢汤一分。

## 桂枝二越婢一汤方

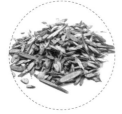

**桂枝十八铢**
去皮

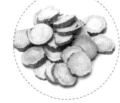

**芍药十八铢**

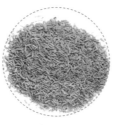

**麻黄十八铢**

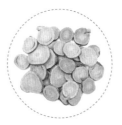

**甘草十八铢**
炙

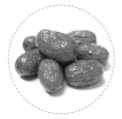

**大枣四枚**
剖开

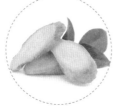

**生姜一两二铢**
切片

**石膏二十四铢**
打碎，用布包

以上七味药，用水五升，先加入麻黄煎煮，待煮一二沸，除掉上面的浮沫，再加入其他药物，煎煮成二升，去掉渣滓，每次温服一升。本方应当是将越婢汤和桂枝汤的煎剂混合，每次温服一升，现在将二方混合成一方，取桂枝汤二分药量，越婢汤一分药量。

## 方解

**本方是桂枝汤与越婢汤的合剂。**

桂枝汤调和营卫，越婢汤清泄里热。因本证外邪不重，内热偏重，故取 2/3 桂枝汤、1/3 越婢汤，二者合一，为微发汗兼清里热之剂，可起到外散表邪、内清郁热的效果。

## 原文

服桂枝汤，或下之，仍头项强痛，翕翕发热，无汗，心下满微痛，小便不利者，桂枝去桂加茯苓白术汤主之。

### 译义

服用了桂枝汤，或使用了泻下法后，患者仍然头痛，项部不柔和，有拘急感，像身披羽毛一样发热，无汗，胃脘部胀满，微感疼痛，小便不顺畅的，应该用桂枝去桂加茯苓白术汤主治。

### 评析

○本条讲述了表邪水郁的证治。

患者服用桂枝汤或者施用下法后，仍有头痛，项部不柔和，发热，无汗等症，此为表邪未解，另外，患者亦有"心下满微痛，小便不利"等症，说明此证既有表邪，又有水邪内停。水邪内停，表邪阻塞，阳气郁滞，太阳之经气不利，故"头项强痛，翕翕发热，无汗"；水邪内停，气机郁滞，里气不和，则心下满微痛。本证之病机在水停阳郁，故以桂枝去桂加茯苓白术汤利水通阳，水利阳通则表解，以上诸症皆可除。

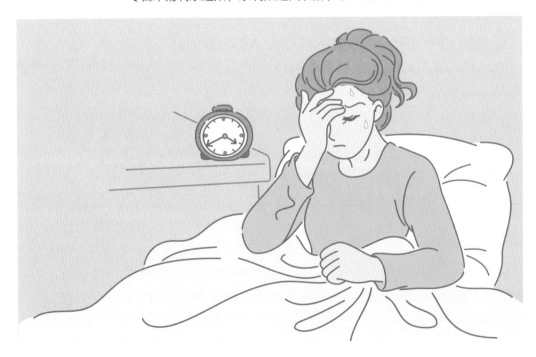

# 桂枝去桂加茯苓白术汤方

芍药三两　甘草二两，炙　生姜切　白术　茯苓各三两
大枣十二枚，擘

上六味，以水八升，煮取三升，去滓，温服一升，小便利则愈。
本云桂枝汤，今去桂枝加茯苓、白术。

## 组成和用法

### 桂枝去桂加茯苓白术汤方

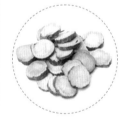

芍药三两

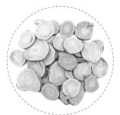

甘草二两
炙

生姜三两
切片

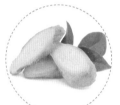

白术三两

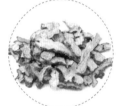

茯苓三两

大枣十二枚
剖开

以上六味药，用水八升，煎煮成三升，去掉渣滓，每次温服一升，服药后小便通畅就可痊愈。本方为桂枝汤的加减，现将桂枝去掉，加入茯苓、白术。

中医视频课

## 方解

**本方由桂枝汤去桂加茯苓、白术组成。**

因患者已发汗或攻下，恐津液已伤，故去桂之燥。茯苓、白术具有健脾利水化湿之效；芍药可缓急止痛，和营利水；甘草、大枣调和营卫；生姜和胃散水；六药相加，对于脾虚津伤，水气内停之证非常有效。

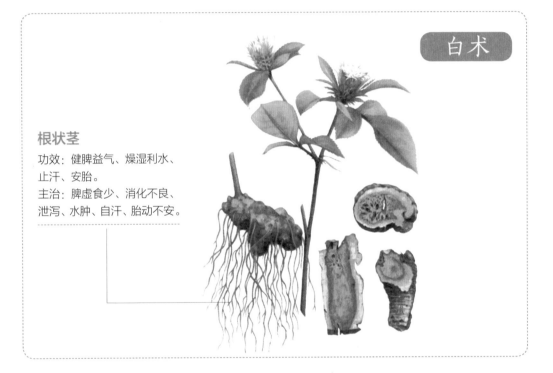

白术

**根状茎**
功效：健脾益气、燥湿利水、止汗、安胎。
主治：脾虚食少、消化不良、泄泻、水肿、自汗、胎动不安。

## 原文

伤寒，脉浮，自汗出，小便数，心烦，微恶寒，脚挛急❶，反与桂枝汤欲攻其表，此误也。得之便厥❷，咽中干，烦躁吐逆者，作甘草干姜汤与之，以复其阳；若厥愈足温者，更作芍药甘草汤与之，其脚即伸；若胃气不和，谵语❸者，少与调胃承气汤；若重发汗，复加烧针者，四逆汤主之。

❶ 挛急：屈伸不利。　　❷ 厥：手足发冷。　　❸ 谵语：神志不清，说胡话。

**译义**

　　伤寒病，出现脉浮、自汗出、小便频数、心烦、轻微怕冷、两小腿拘急挛缩、屈伸不利症状的，是太阳中风兼阳虚阴亏症，治当扶阳解表，反而仅用桂枝汤来解表，这是错误的治法。服药后就出现了四肢发冷、咽中发干、烦躁、呕吐等症状，是误治导致阴阳两虚。治疗应该先给予甘草干姜汤，使阳气来复；若服用甘草干姜汤后四肢厥冷转愈而见两腿温暖的，说明阳气已复，再给予芍药甘草汤来复阴，阴液恢复，患者两小腿拘急疼痛即可解除，两腿可自由伸展；若误汗伤津，致胃肠燥热，出现说胡话症状的，可以小量调胃承气汤治疗；若反复发汗，再加上用烧针发汗，则汗多亡阳，应该用四逆汤主治。

**评析**

> 　　脉浮、自汗出、微恶寒，此为太阳表虚证；小便频数为阳虚膀胱失摄；心烦、脚挛急为阴液濡养；综合证候分析，此属阴阳两虚之人感受外寒，治疗时应当扶阳解表。仅用桂枝汤解表祛邪，则导致阴阳之气更虚，引起变证，阳愈虚而四肢发冷，阳愈伤而咽中发干，阴阳逆乱则烦躁、呕吐。此证错综复杂，治疗当分轻重缓急，阳虚为急，当以甘草干姜汤复其阳；阳复则厥逆消，下肢回温，再以芍药甘草汤复其阴，可缓解挛急；若患者谵语，宜用小量调胃承气汤润燥泻热，使胃和而谵语自止；体虚之人受外寒，当兼顾扶正解表，不可仅解表发汗，更不可用烧针发汗，若一误再误，则汗多亡阳，应当用四逆汤回阳救逆。

○本条讲述了阳虚误服桂枝汤的变证及随证救治方法。

**方剂**

# 甘草干姜汤方

**甘草四两，炙　干姜二两**

**上二味，以水三升，煮取一升五合，去滓，分温再服。**

## 甘草干姜汤方

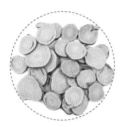

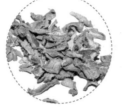

**甘草四两**
炙

**干姜二两**

以上二味药，用水三升，煎煮成一升五合，去掉渣滓，分两次温服。

## 方解

**本方是甘草和干姜组成。**

其中，甘草味甘，具有补中益气的功效；干姜味辛，可以复阳；本方甘草量倍于干姜，重在复中焦之阳，阳复则厥逆可愈。

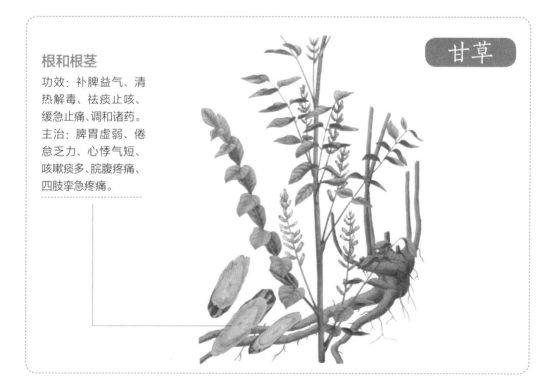

甘草

**根和根茎**

功效：补脾益气、清热解毒、祛痰止咳、缓急止痛、调和诸药。
主治：脾胃虚弱、倦怠乏力、心悸气短、咳嗽痰多、脘腹疼痛、四肢挛急疼痛。

# 芍药甘草汤方

白芍药　甘草各四两，炙

上二味，以水三升，煮取一升五合，去滓，分温再服。

## 组成和用法

### 芍药甘草汤方

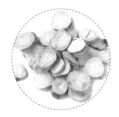

以上二味药，用水三升，煎煮成一升五合，去掉渣滓，分两次温服。

**白芍药四两**　　**甘草四两**

炙

## 方解

本方由白芍药和甘草组成。

其中，白芍苦酸，具积血养筋之效；甘草甘平，可补中缓急；二者合用，为酸甘化阴之方，可使阴液得复，筋脉得养，可缓解脚挛急。

# 调胃承气汤方

大黄四两，去皮，清酒洗　甘草二两，炙　芒硝半升

上三味，以水三升，煮取一升，去滓，内芒硝，更上火微煮令沸，少少温服之。

## 调胃承气汤方

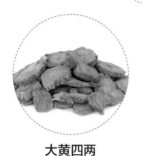

**大黄四两**

去皮，用陈米酒洗

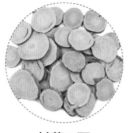

**甘草二两**

炙

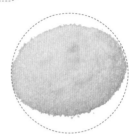

**芒硝半升**

以上三味药，用水三升，先加入大黄、甘草，煎煮成一升，去掉渣滓，再加入芒硝，然后放在火上稍煮至沸腾即成，每次温服少量。

## 方解

**本方由大黄、甘草、芒硝组成。**

其中，大黄苦寒，可泻热通便；芒硝咸寒，可泻下通便，润燥软坚；炙甘草用以缓和大黄、芒硝攻下泄热之方；本方可调和胃气，使谵语自止。

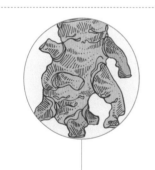

**根**

功效：泻热毒、破积滞、行瘀血。
主治：实热便秘、积滞腹痛、泻痢不爽、湿热黄疸、谵语及瘀血诸证。

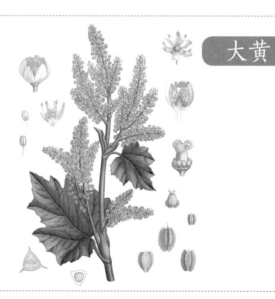

大黄

# 四逆汤方

甘草二两，炙　　干姜一两半　　附子一枚，生用，去皮，破八片

**上三味，以水三升，煮取一升二合，去滓，分温再服。强人可大附子一枚，干姜三两。**

## 组成和用法

四逆汤方

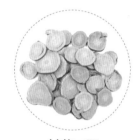

甘草二两

炙

干姜一两半

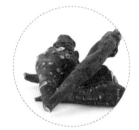

附子一枚

生用，去皮，破成八片

以上三味药，用水三升，煎煮成一升二合，去掉渣滓，分两次温服。身体强壮的人可以用大的附子一枚，干姜三两。

## 方解

**本方由甘草、干姜、附子组成。**

其中，附子为君药，可上助心阳，中温脾阳，下补肾阳；干姜辛热，可温阳散寒，与附子合用，可增强回阳救逆之功效；炙甘草则用以调和药性，以防干姜和附子燥烈伤阴。三者合用，可起到温中散寒、回阳救逆的功效。

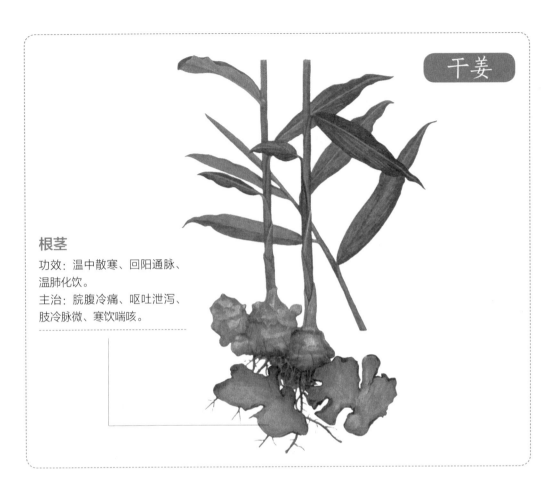

干姜

**根茎**

功效：温中散寒、回阳通脉、温肺化饮。

主治：脘腹冷痛、呕吐泄泻、肢冷脉微、寒饮喘咳。

## 原文

问曰：证象阳旦 ❶，按法治之而增剧，厥逆，咽中干，两胫 ❷ 拘急而谵语。师曰：言夜半手足当温，两脚当伸。后如师言，何以知此？答曰：寸口脉浮而大，浮为风，大为虚，风则生微热，虚则两胫挛，病形象桂枝，因加附子参其间，增桂令汗出，附子温经，亡阳故也。厥逆咽中干，烦躁，阳明内结，谵语烦乱，更饮甘草干姜汤；夜半阳气还，两足当热，胫尚微拘急，重与芍药甘草汤，尔乃胫伸；以承气汤微溏，则止其谵语，故知病可愈。

44

❶ 证象阳旦：症状像阳旦汤证。阳旦汤，即桂枝汤。

❷ 胫：小腿，从膝盖到脚跟的一段。

**译义**

　　问：患者的症状像桂枝汤症，按照桂枝汤症的治法进行治疗，结果反而病情加剧，出现四肢发冷、咽中发干、两小腿肌肉拘急疼痛，甚至出现说胡话的症状。老师预测到了患者半夜手足应当温暖，两腿应当舒展。病情的后续发展果然如老师所说的那样，这是怎么知道的呢？老师答：患者寸口脉象浮大，浮为风邪，大为正虚，表有风邪就会出现轻微发热，正气虚弱就会出现两小腿肌肉拘挛疼痛，虽然症状很像桂枝汤症，但其实不是桂枝汤症，而是太阳中风兼阴阳两虚症。因此，在治疗上必须用桂枝汤加附子以温经发汗。而医者却仅用桂枝汤发汗，导致汗出亡阳，并兼阴液亏虚，从而出现四肢发冷、咽中发干、烦躁等症状，治疗当先给予甘草干姜汤；服药后阳气在半夜恢复，两腿由厥冷转温暖，而两小腿肌肉拘挛疼痛尚未解除，再给予芍药甘草汤，服药后阴液恢复，两脚可自由伸展；若误汗伤阴，致使胃肠燥热，并出现说胡话、心中烦乱不安等症状，应当用承气汤攻下，服药后大便微见溏泻，说胡话等症就会停止，疾病即可痊愈。

**评析**

○ 本条承接上条，讨论其证治的机制。

　　上条中除脉浮、自汗出、微恶寒等桂枝汤证的症状之外，尚有小便频数、心烦、脚挛急等症状，故"证象阳旦"而非阳旦，仅以桂枝汤治之，是以会发生变证。对变证病机进行分析，患者寸口脉象浮大，浮为风邪，大为正虚，表有风邪故微热，阴阳两虚则两胫挛，故以桂枝汤加附子温经复阳；阳复但小腿拘挛未解，以芍药甘草汤复阴，则拘挛消。若患者出现咽干、烦躁、说胡话等症状，此为阳明燥热内结，当以调胃承气汤微和胃气。大便微溏说明燥热已除，说胡话等症状随之消失，病痊愈。

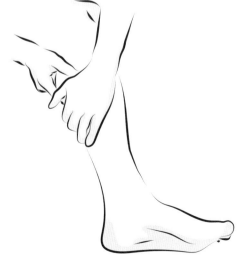

# 第二章 辨太阳病脉证并治（中）

## 原文

太阳病，项背强几几，无汗恶风，葛根汤主之。

**译义**

太阳病，项背不柔和，有拘急感，且无汗怕风的，用葛根汤主治。

### 评析

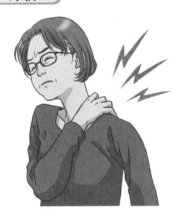

◎本条讲述了风寒束表，太阳经气不舒的证治。

太阳病，无汗怕风，此为太阳伤寒表实证；项背拘急不柔和，此为风寒外束，太阳经气不舒，津不上达的病理表现；本证由太阳伤寒表实证与太阳经气不舒组成，治疗时当辛温解表，升阳布津，舒经和络，故用葛根汤治之。

**方剂**

## 葛根汤方

葛根四两　麻黄三两，去节　桂枝二两，去皮　生姜三两，切　甘草二两，炙　芍药二两　大枣十二枚，擘

上七味，以水一斗，先煮麻黄、葛根，减二升，去白沫，内诸药，煮取三升，去滓，温服一升，覆取微似汗，余如桂枝法将息及禁忌，诸汤皆仿此。

## 葛根汤方

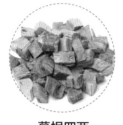

**葛根四两**

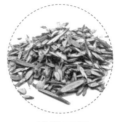

**麻黄三两**
去节

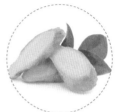

**桂枝二两**
去皮

**生姜三两**
切片

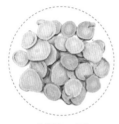

**甘草二两**
炙

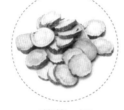

**芍药二两**

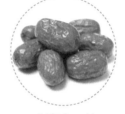

**大枣十二枚**
剖开

以上七味药，用水一斗，先放入麻黄、葛根煎煮，煮去二升水，除掉上面的浮沫，再加入其他药物，煎煮成三升，去掉渣滓，每次温服一升，服完药后盖上衣被取暖，使身体微微出汗，其余的调养方法和服药禁忌皆与桂枝汤相同，其他汤剂的煎服方法都可以依照此方。

## 方解

**本方是主治太阳实证兼见项背拘急的主方。**

桂枝、麻黄、生姜具有辛温发汗、解肌祛邪的功效；葛根可缓解项背肌肉拘急紧张的状态；芍药、甘草、大枣可酸甘化阴，滋养津液；诸药共用，有解肌发汗、生津舒筋的作用。

本方的煎煮方法中，先煎麻黄、葛根，之后再纳入诸药，其目的是为了减缓麻黄、葛根的辛散之性，防止患者发汗过多而损伤津液，此外，还能避免出现心悸、心烦等副作用。

## 原文

太阳与阳明合病❶者，必自下利❷，葛根汤主之。

### 词解

❶ 合病：二经同时受邪，同时出现病症。

❷ 下利：腹泻。

### 译义

太阳经和阳明经同时感受外邪而发病，出现发热、怕冷、头痛、脉浮等表证，又见腹泻症状的，用葛根汤主治。

### 评析

○本条讲述了太阳经与阳明经合病而下利的证治。

风寒外邪侵袭，出现发热、恶寒、头痛等太阳表证，同时又出现"自下利"的症状。本条中，"下利"前加"自"，说明腹泻非药物所致，也非热迫津液下泄，而是风寒内扰阳明大肠所致。故太阳病与阳明病均是风寒外邪侵袭所致，治疗时当以解除外邪为主。葛根汤具解表发汗、升津止利之功效，故用葛根汤主治。

## 原文

太阳与阳明合病，不下利，但呕者，葛根加半夏汤主之。

### 译义

太阳经和阳明经同时感受外邪而发病，没有出现腹泻症状，但有呕吐的，用葛根加半夏汤主治。

### 评析

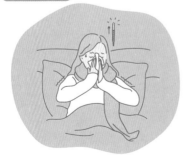

○本条讲述了太阳经与阳明经合病而呕逆的证治。

本条承接上条，太阳与阳明二经合病，必然出现发热、恶寒、头痛等症状，而阳明包括胃与大肠，本条中患者"不下利"，但症见呕吐，说明外邪内扰阳明于胃，致使胃气上逆，故患者出现呕吐症状。治疗时当以葛根汤解表发汗，另加半夏和胃降逆止呕。

# 葛根加半夏汤方

葛根四两　　麻黄三两，去节　　甘草二两，炙　　芍药二两　　桂枝二两，去皮　　生姜二两，切　　半夏半升，洗　　大枣十二枚，擘

上八味，以水一斗，先煮葛根、麻黄，减二升，去白沫，内诸药，煮取三升，去滓，温服一升，覆取微似汗。

## 组成和用法

### 葛根加半夏汤方

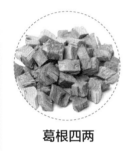

**葛根四两**

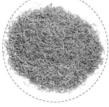

**麻黄三两**
去节

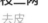

**桂枝二两**
去皮

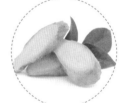

**生姜二两**
切片

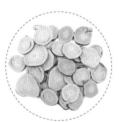

**甘草二两**
炙

**芍药二两**

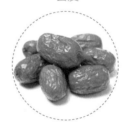

**大枣十二枚**
剖开

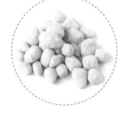

**半夏半升**
水洗

以上八味药，用水一斗，先放入麻黄、葛根煎煮，煮去二升水，除掉上面的浮沫，再加入其他药物，煎煮成三升，去掉渣滓，每次温服一升，服完药后盖上衣被取暖，使身体微微出汗。

**本方主治太阳阳明合病，兼见呕逆者。**

本方由葛根汤加半夏组成，葛根汤方具有解肌发汗之功效，可解太阳阳明二经之寒邪；半夏具有降逆止呕的作用，加半夏与生姜合用，逆气降则胃和而呕止。

太阳与阳明合病乃表里同病的一种，恶寒、发热兼见呕吐、下利，此种病症较为常见，严重时会同时出现下利和呕吐症状，此时也可用葛根加半夏汤治疗。

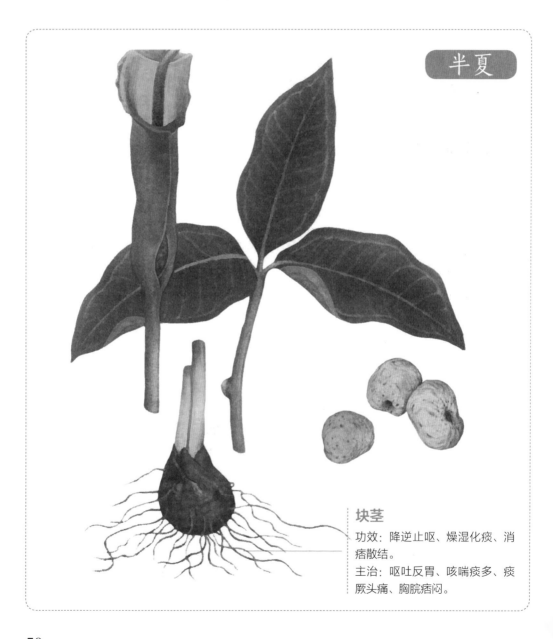

半夏

块茎

功效：降逆止呕、燥湿化痰、消痞散结。

主治：呕吐反胃、咳喘痰多、痰厥头痛、胸脘痞闷。

## 原文

太阳病，桂枝证，医反下之，利遂❶不止，脉促❷者，表未解也；喘而汗出者，葛根黄芩黄连汤主之。

### 词解

❶ 遂：音同"随（suí）"，于是的意思。

❷ 脉促：脉象急促。

### 译义

太阳病，症状属桂枝汤证，本当用汗法，医生却反用下法，导致患者腹泻不止，脉象急促的，这是表证尚未解除的表现；若出现气喘、汗出等内热症的，用葛根黄芩黄连汤主治。

### 评析

○本条讲述了太阳病误下，表邪未解，又兼里热下利的证治。

桂枝汤证误用攻下法，使外邪未解而又内陷。脉象急促，说明邪气化热；邪热下迫大肠，致使患者下利不止；热邪蒸腾则汗出，热邪蒸腾迫于肺则喘。本证皆因外邪未解而化热入阳明所致，此表里俱热之证，治疗当以清热止利为主，适宜用葛根黄芩黄连汤治疗。

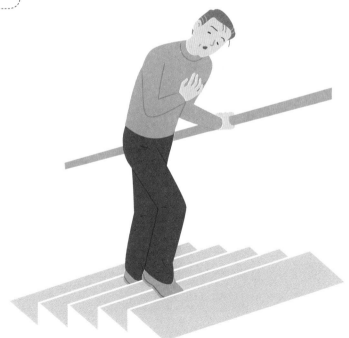

# 葛根黄芩黄连汤方

葛根半斤　甘草二两，炙　黄芩三两　黄连三两

上四味，以水八升，先煮葛根，减二升，内诸药，煮取二升，去滓，分温再服。

## 组成和用法

### 葛根黄芩黄连汤方

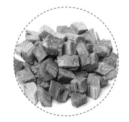

葛根半斤

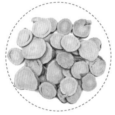

甘草二两
炙

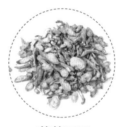

黄芩三两

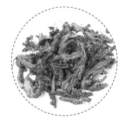

黄连三两

以上四味药，用水八升，先放入葛根煎煮，煮去二升水，再加入其他药物，煎煮成二升，去掉渣滓，分两次温服。

## 方解

**本方重用葛根，该药材在此方剂中一物多用。**

这是因为葛根既可以解肌发汗，驱散表热，又可止利；黄芩、黄连均为苦寒药，具清热燥湿之功效，可止汗除喘；甘草则可调和诸药。四药合用，清热止利，兼以解表，具表里双解之功效。本方重在清热止利，故里热下利者，无论是否有表热证，均可用本方治之。

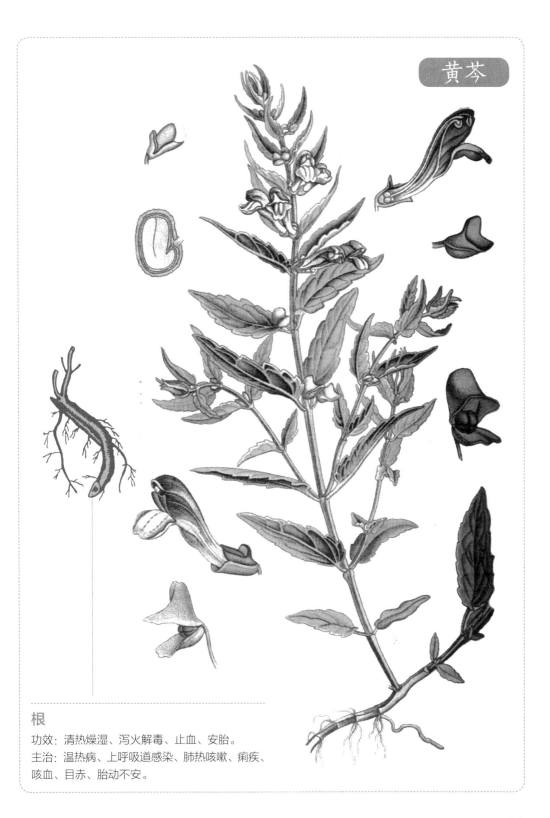

黄芩

**根**

功效：清热燥湿、泻火解毒、止血、安胎。
主治：温热病、上呼吸道感染、肺热咳嗽、痢疾、
咳血、目赤、胎动不安。

## 原文

太阳病，头痛发热，身疼腰痛，骨节疼痛，恶风，无汗而喘者，麻黄汤主之。

**译义**

太阳病，头痛，发热，身体疼痛，腰痛，关节疼痛，怕风，无汗而气喘的，用麻黄汤主治。

## 评析

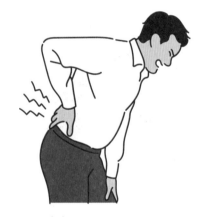

◎ 本条讲述了太阳伤寒的主要脉证和治疗方剂。

太阳伤寒证，为寒邪袭表，使卫阳外闭，营阴阻滞而成。太阳经气不畅，郁于上则头痛，郁于外则发热，郁于经脉则身体、腰、关节疼痛；寒为阴邪，易伤阳气，卫阳伤，必恶寒；营卫凝滞，腠理闭则无汗；肺合皮毛而主表，表闭则肺气失宣，故而喘。此外，太阳伤寒应见脉浮紧，且寸、关、尺三部脉象俱紧。本证当以解肌发汗，宣肺平喘为主，宜用麻黄杨主治。

## 麻黄汤方

麻黄三两，去节　桂枝二两，去皮　甘草一两，炙　杏仁七十个，去皮尖

上四味，以水九升，先煮麻黄，减二升，去上沫，内诸药，煮取二升半，去滓，温服八合，覆取微似汗，不须啜粥，余如桂枝法将息。

## 组成和用法

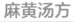麻黄汤方

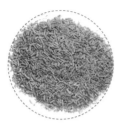

**麻黄三两**
去节

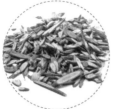

**桂枝二两**
去皮

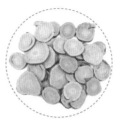

**甘草一两**
炙

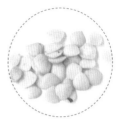

**杏仁七十个**
去掉皮尖

以上四味药，用水九升，先放入麻黄煎煮，煮去二升水，除掉上面的浮沫，再加入其他药物，煎煮成二升半，去掉渣滓，每次温服八合，服完药后盖上衣被取暖，使身体微微出汗，除了不需要喝粥外，其余的调养方法与桂枝汤相同。

## 方解

**麻黄汤是发汗解表的代表方剂。**

方中麻黄辛温，可开腠理，散风寒，宣肺平喘；桂枝辛甘温，可通阳祛邪，助麻黄增强其发汗解表之功效；杏仁苦温，可降肺平喘；甘草甘平，可调和诸药。四药相合，为汗法之峻剂，具辛温发汗，宣肺平喘之效。

# 原文

太阳与阳明合病，喘而胸满者，不可下，宜麻黄汤。

译义

太阳经和阳明经同时感受外邪而发病，气喘而胸部出现胀闷者，说明表邪郁闭较甚，病情偏重于表，不可用攻下法，宜用麻黄汤发汗解表。

评析

○ **本条讲述了太阳经与阳明经合病喘而胸满的证治。**

　　太阳与阳明合病，当有发热、恶寒、无汗等太阳病之表现，亦有不大便等阳明里证之表现。但从本条"喘而胸满"而非"腹满"可见，此证尚未形成里实，而重在太阳，故不可早用攻下法。"喘而胸满"为表寒外束，肺气不得宣降所致，故应以解除太阳表邪为主，表邪解则喘满自除。本证适宜用麻黄汤主治。

# 原文

　　太阳病，十日已去，脉浮细而嗜卧❶者，外已解也。设胸满胁痛者，与小柴胡汤。脉但浮❷者，与麻黄汤。

## 词解

❶ 嗜卧：喜欢卧床睡觉。
❷ 脉但浮：脉只现浮象。

## 译义

　　太阳病，已经过了十天，若患者脉象由浮紧转为浮细，且想要睡觉的，是表邪已解的征象。若胸邪出现满闷疼痛的，可用小柴胡汤治疗。若仅见脉浮等表证的，可用麻黄汤治疗。

## 评析

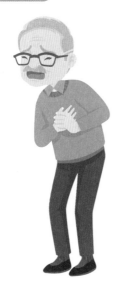

○ **本条讲述了太阳病日久的转归和证治。**

　　太阳病已经过了十日，可能出现不同的转归。脉象由浮紧转为浮细，说明表邪衰退；嗜卧则表明邪退而正气未复；脉证合参，可知表邪已退，是病将痊愈的征象。若患者胸满胁痛，说明邪气已入少阳，可用小柴胡汤治疗。若脉只现浮象，说明表邪仍在太阳，可用麻黄汤发汗解表。

　　本条中太阳伤寒日久的几种转归，有自愈者、传入少阳者、表邪仍不解者，此均为举例而言，并非太阳伤寒日久只有这几种转归。因此，在临证时，应牢记"辨证施治"的原则，既要以脉证为依据，也要考虑正邪斗争的变化，从而达到扶正祛邪的目的。

# 小柴胡汤方

柴胡半斤　黄芩　人参　甘草炙　生姜各三两，切　大枣
十二枚，擘　半夏半升，洗

上七味，以水一斗二升，煮取六升，去滓，再煎取三升，温服
一升，日三服。

## 组成和用法

### 小柴胡汤方

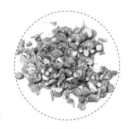

柴胡半斤

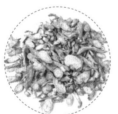

黄芩三两

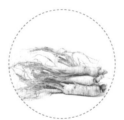

人参三两

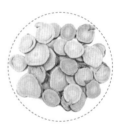

甘草三两
炙

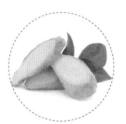

生姜三两
切片

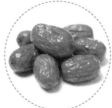

大枣十二枚
剖开

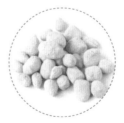

半夏半升
水洗

以上七味药，用水一斗二升，煎煮成六升，去掉渣滓，再煎煮成三升，每次温服一升，
一日服用三次。

**本方用于治疗太阳伤寒少阳证。**

方中柴胡疏肝解郁，黄芩清泄邪热，二者合用，是和解少阳的基本结构；此外，半夏和胃降逆；人参、甘草扶正抗邪；生姜、大枣和胃生津。七药相合，具和解少阳之功效。

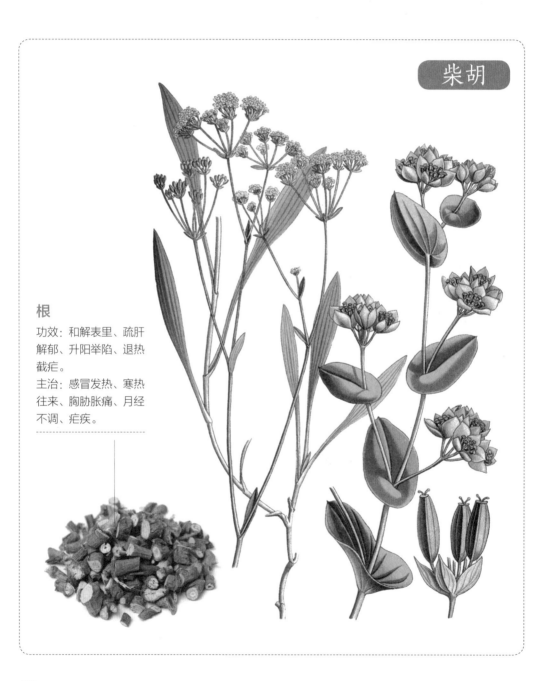

柴 胡

**根**

功效：和解表里、疏肝解郁、升阳举陷、退热截疟。

主治：感冒发热、寒热往来、胸胁胀痛、月经不调、疟疾。

58

## 原文

　　太阳中风，脉浮紧，发热恶寒，身疼痛，不汗出而烦躁者，大青龙汤主之。若脉微弱，汗出恶风者，不可服之。服之则厥逆❶，筋惕肉瞤❷，此为逆也。

### 词解

❶ 厥逆：四肢冰冷。

❷ 筋惕肉瞤：筋肉跳动。

### 译义

　　太阳中风症，脉象浮紧，发热，怕冷，身体疼痛，汗不得出而烦躁不安的，用大青龙汤主治。若患者脉象微弱，汗出怕风的，不可服用大青龙汤。若误服，就会出现四肢冰冷，筋肉跳动的症状，这是误治的变证。

### 评析

> ○本条讲述了大青龙汤的主证、主脉及误服后的变证。

　　本证中脉浮紧、发热、怕冷、身体疼痛、不汗出等症状应属麻黄汤证，但其多"烦躁"一症，说明表邪重，阳气受阻，并结于胸中难宣泄，内有郁热而心生烦躁，此为大青龙汤证所独有，故以大青龙汤治之。

**方剂**

## 大青龙汤方

　　麻黄六两，去节　桂枝二两，去皮　甘草二两，炙　杏仁四十枚，去皮尖　生姜三两，切　大枣十枚，擘　石膏如鸡子大，碎

　　上七味，以水九升，先煮麻黄，减二升，去上沫，内诸药，煮取三升，去滓，温服一升，取微似汗。汗出多者，温粉粉之。一服汗者，停后服。若复服，汗多亡阳，遂虚，恶风烦躁，不得眠也。

## 大青龙汤方

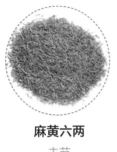

**麻黄六两**
去节

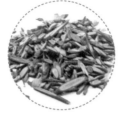

**桂枝二两**
去皮

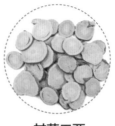

**甘草二两**
炙

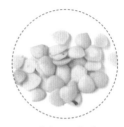

**杏仁四十个**
去掉皮尖

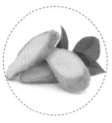

**生姜三两**
切片

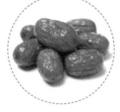

**大枣十枚**
剖开

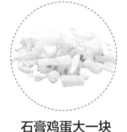

**石膏鸡蛋大一块**
打碎

以上七味药，用水九升，先放入麻黄煎煮，煮去二升水，除掉上面的浮沫，再加入其他药物，煎煮成三升，去掉渣滓，每次温服一升，服完药后盖上衣被取暖，使身体微微出汗。若服药后汗出过多的，用温粉外扑以止汗。若温服一次就出汗的，可以停止服用第二、第三次药。若继续服用，就会出汗过多，阳气外亡，导致阳虚，出现怕风、烦躁不安、睡不着等症状。

## 方解

**本方为汗法之峻剂。**

麻黄、桂枝、生姜具辛温发汗之功效，因里热为外寒所束，故方中麻黄用量有六两之多。另外，杏仁宣降肺气，石膏清热生津，甘草、大枣调和营卫。本方可使患者发汗而不伤正，一汗而表里双解。

本方发汗之力较为峻猛，若使用不当，易造成不良后果。如"脉微弱，汗出恶风者"，此为表里俱虚，不可服。若误服，则会导致患者大汗而伤阳损液，从而出现手脚冰冷、筋肉跳动等变证。

## 原文

伤寒，脉浮缓，身不疼，但重，乍❶有轻时，无少阴证者，大青龙汤发之❷。

### 词解

❶ 乍：有时。

❷ 发之：发表解散。

### 译义

外感风寒之邪，症见脉象浮缓，身体不疼痛，仅感身体沉重，偶有减轻，若有发热、怕冷、无汗、烦躁不安等大青龙汤证主症，而又无少阴阴盛阳虚征象的，可以用大青龙汤发表解散。

### 评析

○本条讲述了伤寒兼里热的证治。

本证病机在外寒里热，邪气化热，寒势减轻，故"身不疼，但重"，且脉象由浮紧变为浮缓；邪气于表里之间进退，故身重偶有减轻；邪气虽逐渐化热，但表寒闭塞，故发热、怕冷、无汗、烦躁等症状犹存。此外，少阴证阴盛阳虚，亦有身重之症，并有手足冰冷、脉象微弱等症状，与大青龙汤证差异明显，故临证时需鉴别清楚，在排除少阴证的情况下，方可用大青龙汤治疗。

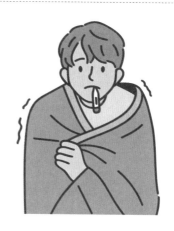

## 原文

伤寒表不解，心下有水气，干呕，发热而咳，或渴，或利，或噎，或小便不利，少腹满，或喘者，小青龙汤主之。

### 译义

伤寒表证未解，心胸之下有水饮之邪，患者出现干呕、发热、咳嗽，或见口渴，或见腹泻，或见咽喉梗塞不畅，或见小便不通畅，小腹胀满，或见气喘的，用小青龙汤主治。

**评析**

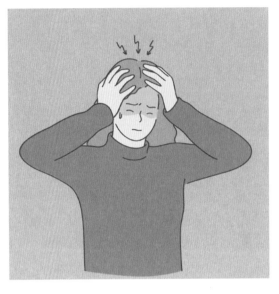

○ 本条讲述了太阳伤寒兼水饮内停的证治。

伤寒表证未解，故头痛、身痛、发热、怕冷、无汗等症状仍在；心下有水气，则胃脘部有饮邪；水饮犯胃，胃气上逆故干呕；水饮侵肺，肺气失宣故咳嗽。另外，水饮内停而津液不升，故口渴；水气入肠则腹泻；水气上逆则咽喉梗塞不畅；水气留于下则小便不利而小腹满；喘症则是由肺气闭郁引起。以上各种症状皆由表寒外束、水饮内停所致，故用小青龙汤解表化里，表里两解。

**方剂**

中医视频课

# 小青龙汤方

**麻黄去节　芍药　细辛　干姜　甘草炙　桂枝各三两，去皮　五味子半升　半夏半升，洗**

上八味，以水一斗，先煮麻黄，减二升，去上沫，内诸药，煮取三升，去滓，温服一升。若渴，去半夏加栝楼根三两；若微利，去麻黄加荛花，如一鸡子，熬令赤色；若噎者，去麻黄加附子一枚，炮；若小便不利，少腹满者，去麻黄加茯苓四两；若喘，去麻黄加杏仁半升，去皮尖。且荛花不治利，麻黄主喘，今此语反之，疑非仲景意。

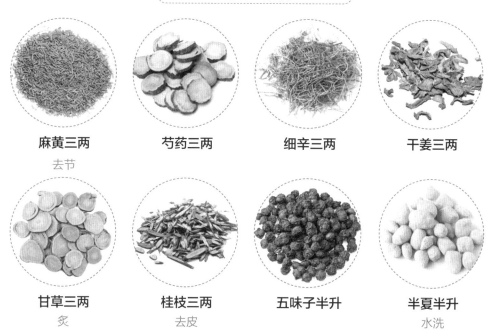

小青龙汤方

麻黄三两
去节

芍药三两

细辛三两

干姜三两

甘草三两
炙

桂枝三两
去皮

五味子半升

半夏半升
水洗

以上八味药，用水一斗，先放入麻黄煎煮，煮去二升水，除掉上面的浮沫，再加入其他药物，煎煮成三升，去掉渣滓，每次温服一升。若患者口渴，去掉半夏，加入三两栝楼根；若患者轻微腹泻，去掉麻黄，加入鸡蛋大一团的荛花，熬成红色；若患者咽喉有梗塞不畅感觉的，去掉麻黄，加入炮附子一枚；若患者小便不通畅，小腹胀满，去掉麻黄，加入四两茯苓；若患者气喘，去掉麻黄，加入半升杏仁，去掉皮尖。但是荛花不能治疗腹泻，麻黄主治气喘，而以上加减法正好与此相反，故怀疑不是仲景的原意。

**方解**

**本方是由麻黄汤去掉杏仁，加入芍药、细辛、干姜、五味子、半夏而组成。**

麻黄可发汗解表，宣肺平喘，且具利水之功效；桂枝可通阳祛邪；芍药可活血利水；干姜、细辛、半夏温散寒饮，且半夏还可和胃止呕；五味子止咳平喘；甘草调和诸药。以上八味药合用，具外散表寒，内消水饮之功效，故用之可表里双解。

关于本方的加减法，后世有诸多争议，故对原书加减法，还有进一步实践研究的必要。

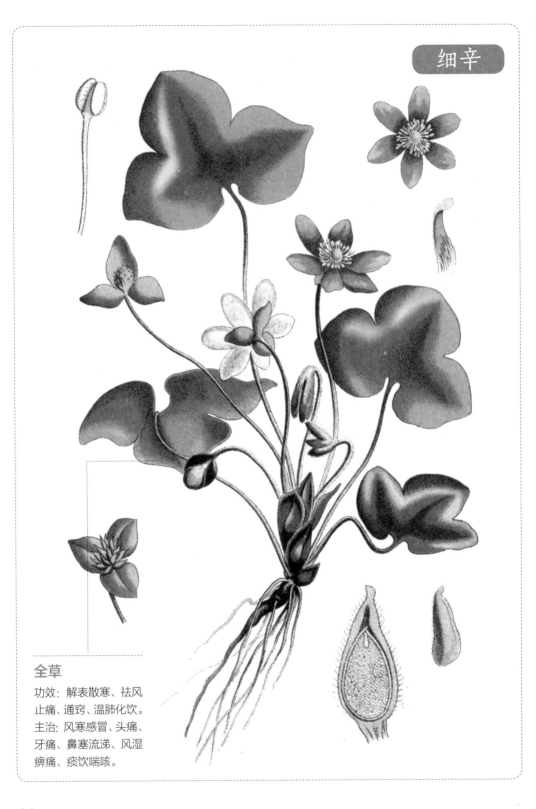

**全草**

功效：解表散寒、祛风
止痛、通窍、温肺化饮。
主治：风寒感冒、头痛、
牙痛、鼻塞流涕、风湿
痹痛、痰饮喘咳。

伤寒，心下有水气，咳而微喘，发热不渴。服汤已，渴者，此寒去欲解也。小青龙汤主之。

外感病表证未解，心胸之下有水饮之邪，出现咳嗽、气喘、发热、口不渴的，可用小青龙汤主治。若患者服用小青龙汤后口渴的，是外寒得去，内饮得化，为病情将要解除的征象。

**评析**

○本条讲述了外寒内饮证服用小青龙汤后的反应。

本条与上条病机一致，均属外寒内饮。上条中"或渴"是因患者水饮内停，津不上达，而非津不足真渴，故"或渴"乃外寒内饮的变局；水饮属寒，内停于心下，故出现咳嗽、气喘、发热、口不渴等症状，本条中"发热不渴"乃外寒内饮的正局，宜用小青龙汤治疗。服药后，寒去水化，卫阳转旺，故患者出现口渴的现象，这是病情将要解除的征象。

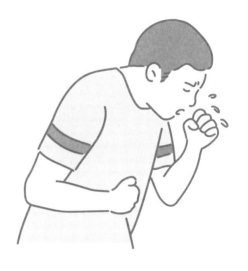

**原文**

太阳病，外证未解，脉浮弱者，当以汗解，宜桂枝汤。

太阳病，表证未解除，脉象浮弱的，应当用汗法治疗，适宜用桂枝汤。

**评析**

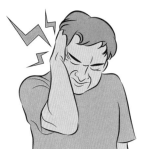

○本条讲述了太阳病脉浮弱，当以桂枝汤汗解。

太阳病，表证未解，即患者仍有发热、怕冷、头痛等症状，治疗时当发汗解表。而麻黄汤与桂枝汤均为汗剂，选用何方，关键在证候不同。"脉浮弱"乃本条重点，脉浮表明病邪在表，脉弱表明正气不足，虽为表证，但不耐大汗之剂，故宜用桂枝汤解肌发汗，调和营卫。

## 原文

太阳病，下之微喘者，表未解故也，桂枝加厚朴杏子汤主之。

### 译义

太阳病，误用攻下法，表证未解除，而又出现轻度气喘的，这是表邪影响肺气肃降的缘故，用桂枝加厚朴杏子汤主治。

**评析**

○本条讲述了太阳病误下后致喘的证治。

太阳病，本应解表发汗。误用攻下法治疗后，患者表邪未解除，又出现轻微气喘的症状，这是表邪郁闭、内迫于肺的缘故，治疗时当以桂枝汤发汗解表，加厚朴、杏仁降气平喘。

## 桂枝加厚朴杏子汤方

桂枝三两，去皮　甘草二两，炙　生姜三两，切　芍药三两

大枣十二枚，擘　厚朴二两，炙，去皮　杏仁五十枚，去皮尖

**上七味，以水七升，微火煮取三升，去滓，温服一升，覆取微似汗。**

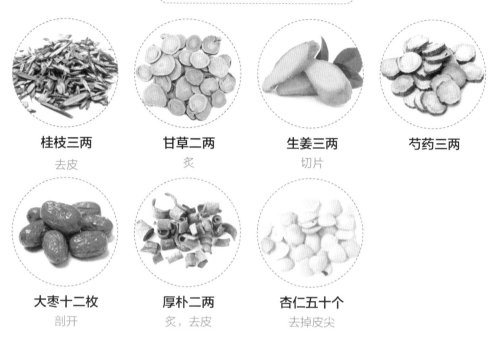

## 桂枝加厚朴杏子汤方

**桂枝三两**
去皮

**甘草二两**
炙

**生姜三两**
切片

**芍药三两**

**大枣十二枚**
剖开

**厚朴二两**
炙，去皮

**杏仁五十个**
去掉皮尖

以上七味药，用水七升，小火煎煮成三升，去掉渣滓，每次温服一升，服完药后盖上衣被取暖，使身体微微出汗。

## 方解

**本方由桂枝汤加厚朴、杏仁组成。**

方中桂枝汤为辛温解表之剂，用以解肌发汗，调和营卫；厚朴、杏仁用以降气止咳平喘。本方可用于气喘又患太阳中风者，也可用于太阳中风引起气喘者。

# 原文

太阳病，外证未解，不可下也，下之为逆，欲解外者，宜桂枝汤。

太阳病,表证未解除时,不可使用攻下法。如果误用攻下法,易使外邪内陷,发生变证。想要解除表证,适宜用桂枝汤治疗。

**评析**

○ 本条讲述了太阳表邪未解的宜忌。

太阳病,当表证未解除的时候,不可过早使用攻下法。若误用攻下,则可使外邪内陷,发生很多的变证。汗法解表证,攻下解里实。故解表宜用桂枝汤。此外,在表里同病的情况下,应遵循先表后里的治疗原则,先解除表证,待表证解除后,若里实证还在,方可用攻下解之。

## 原文

太阳病,先发汗不解,而复下之,脉浮者不愈。浮为在外,而反下之,故令不愈。今脉浮,故在外,当须解外则愈,宜桂枝汤。

**译义**

太阳病,先用发汗法而表证未解,却反而用攻下法治疗,若下后脉象仍浮,是疾病没有治愈。脉浮主病在表,应以汗法解表,却反用泻下法治疗,所以不能治愈。现在脉象仍浮,所以病邪仍在表,应当用解表的方法才能痊愈,适宜用桂枝汤治疗。

**评析**

○ 本条讲述了太阳病汗下后,表证仍在的治疗。

太阳病先使用汗法治疗,但表邪未解,应当是汗不得法所致。太阳表证未解,治疗的唯一途径仍是发汗解表,若此时误用下法,病难治愈,且更易造成外邪内陷,发生诸多变证。但本条脉浮在外,表明误下后未发生变证,病仍在表,故当以解表之法治之,宜用桂枝汤。

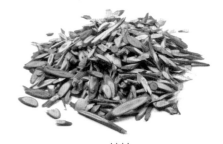

桂枝

## 原文

太阳病，脉浮紧，无汗，发热，身疼痛，八九日不解，表证仍在，此当发其汗。服药已微除，其人发烦，目暝 ，剧者必衄 ❷，衄乃解。所以然者，阳气重故也，麻黄汤主之。

### 词解

❶ 目暝：眼睛闭合，不想睁开。
❷ 衄：鼻孔出血。也泛指五官和肌肤等出血。

### 译义

太阳病，脉象浮紧，无汗，发热，身体疼痛等症状八九日未解，表证仍然存在，应当用汗法治疗，用麻黄汤主治。服药后，症状已稍微减轻，患者出现烦躁不安、闭目懒睁的症状，严重者会出现鼻衄，衄血后，邪热外泄，症状才能解除。之所以出现这种情况，是阳热郁滞较重的缘故。

### 评析

○ 本条讲述了太阳伤寒日久不解的证治及服用麻黄汤后的反应。

太阳伤寒日久，脉浮紧、无汗、发热、身体疼痛等症状仍未解除，当用麻黄汤发汗解表。服药后，症状较轻的患者可一汗而解。但在出汗时，患者内郁的阳气振发，会出现烦躁不安、闭目懒睁的感觉，这种感觉在汗出邪解后会自然消失。症状较严重的患者，在服药后外闭之寒虽去，但内郁之热未解，内热过盛可导致患者衄血。衄血后，邪热随之外泄，病症亦可解除。

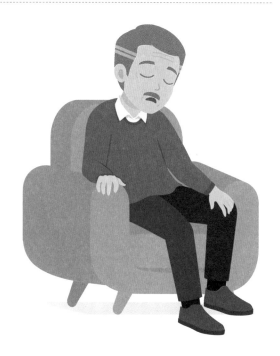

## 原文

太阳病，脉浮紧，发热，身无汗，自衄者愈。

**译义**

太阳表证，脉象浮紧，发热，周身无汗，如果自动发生鼻衄的，疾病则可痊愈。

**评析**

○本条讲述了太阳表实证自衄可愈。

脉浮紧、发热、无汗，此为太阳伤寒表实证。此证可用麻黄汤汗解，也可衄解。本条中"自衄而解"说明太阳伤寒可自衄而愈。"身无汗"表明此证不得汗解。邪热内郁，阳气失宣，血热冲逆鼻窍致衄，因血汗同源，邪热随衄外泄，故伤寒解。

## 原文

二阳并病❶，太阳初得病时，发其汗，汗先出不彻，因转属阳明，续自微汗出，不恶寒。若太阳病证不罢者，不可下，下之为逆，如此可小发汗。设面色缘缘❷正赤者，阳气怫郁❸在表，当解之熏之。若发汗不彻，不足言，阳气怫郁不得越，当汗不汗，其人躁烦，不知痛处，乍在腹中，乍在四肢，按之不可得，其人短气，但坐❹以汗出不彻故也，更发汗则愈。何以知汗出不彻？以脉涩故知也。

**词解**

❶ 并病：一经病证未罢，另一经病证复起。

❷ 缘缘：持续不断。

❸ 怫郁：郁遏的意思。

❹ 坐：责，因由。

太阳经与阳明经并病，是在太阳病初起的时候，因发汗太轻，汗出不透彻，邪气由太阳转属阳明，于是有微微汗出，不怕冷的症状出现。若二经并病而太阳表证未解的，不能用攻下法治疗，误用攻下，就会引起变证，这种情况可以用轻微发汗法治疗。若患者出现满面通红的，这是邪气郁滞在肌表，应当用发汗法及熏蒸法治疗。若太阳病发汗太轻，汗出不透彻，本应当汗出却不能汗出，邪热郁滞而不能外泄，患者就会出现烦躁不安，短气，浑身难受不可名状，不知痛处，一时腹中疼痛，一时四肢疼痛，触按不到确切疼痛的部位，这都是汗出不透彻、邪气郁滞所致，应当再行发汗，汗解邪散，则可治愈。怎么知道是汗出不透彻导致的呢？这是因为病人脉象涩，为邪气郁滞在表的征象，故可知是汗出不透彻导致的。

**评析**

◎本条讲述了太阳病汗出不透彻的三种转归。

太阳病本应发汗解之，若用药不当，或病重药轻，或服不如法，致汗出不透彻，邪气化热内传至阳明，太阳未尽，阳明又起，二经并病，出现不恶寒、微自汗等症。

太阳病未解，又出现阳明里实证，治疗时当遵循"先表后里"的治疗原则。太阳表证未解，不可使用攻下，但此时阳明证已见，宜用小发汗法。若误用下法，会导致表邪内陷，发生变证，这是错误的治疗。若患者面色通红，这是太阳表证未解的标志。

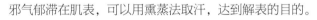

邪气郁滞在肌表，可以用熏蒸法取汗，达到解表的目的。

太阳病用汗法，但汗出不透彻，邪热郁滞不能宣泄，患者就会出现烦躁不安、短气、浑身难受却不知痛处，一时腹痛，一时四肢疼痛，这种全身不适却无可奈何的状态，均是因当汗不汗或汗出不彻所致，故想要治愈，当再发其汗，汗解邪散，则可治愈。

脉浮数者,法当汗出而愈,若下之,身重心悸者,不可发汗,当自汗出乃解。所以然者,尺中脉微,此里虚,须表里实,津液自和,便自汗出愈。

## 译义

脉象浮数的,照理应当用发汗法治愈,若误用攻下法,出现身体重、心悸动的,不能再用发汗法治疗,应当是自然汗出,病症就能解除。之所以出现这种情况,是因为患者尺脉微弱,这是里虚的征象,待表里正气充盛,津液通和,便会自然汗出而病愈。

## 评析

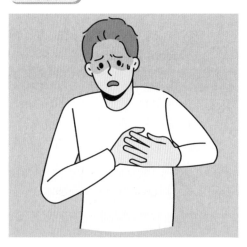

○本条讲述了太阳误下后里虚禁汗,可待其自汗而愈。

脉浮数者,邪在表,用汗法可治愈。若误用攻下,则会损伤正气,阳气亏虚,故心悸;气虚加上表邪未解,内外困顿,故身重;阳气不足则尺中脉微。此时即使表邪未全陷而表证仍在,也不可用发汗法。身重、心悸、尺脉微弱等证候表明患者里气虚弱,可候表里正气自然恢复充实,津液调和,表邪自汗而解。

脉浮紧者,法当身疼痛,宜以汗解之;假令尺中迟者,不可发汗。何以知然,以荣气不足,血少故也。

译义

　　脉象浮紧的，照理应当出现身体疼痛等太阳伤寒证的必见之症，宜用发汗法来解表祛邪；如果尺部之脉出现迟象，则不能发汗。为什么呢？因为迟脉主营气不足、阴血虚少，发汗会更伤营血，引起变证。

评析

○本条讲述了尺脉迟者不可发汗。

　　脉浮紧，身疼痛，是太阳伤寒表实证，当以汗解。而太阳伤寒表实证的"脉浮紧"，当是寸关尺三脉均浮紧。若尺中脉迟，还能不能发汗？答案当然是不能！尺脉迟缓，此为内有正虚，气虚血少时发汗，易损阳伤阴，发生变证。

## 原文

　　脉浮者，病在表，可发汗，宜麻黄汤。

译义

　　脉象浮，主病在表，可用发汗法治疗，如见发热、怕冷、身疼痛、无汗等太阳伤寒见证的，适宜用麻黄汤。

评析

○本条讲述了脉浮主病在表，可发汗。

　　本条以脉言治，意在强调脉浮主表证。"可发汗"，其中寓有无汗表实之意，故本条脉浮紧者，兼见发热、恶寒、头痛、无汗，此乃太阳伤寒表实证，故宜用麻黄汤辛温发汗。

　　脉浮者未必均为病在表，病在表未必都用麻黄汤解之。故学习本条时，当前后条文贯通，脉证合参，不拘泥于一字一句。

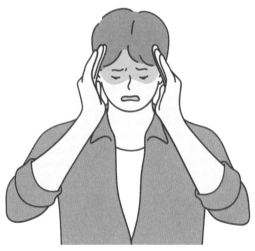

## 原文

脉浮而数者，可发汗，宜麻黄汤。

**译义**

脉象浮而数的，主病在表，可用发汗法治疗，如见发热、怕冷、头身疼痛、无汗等太阳伤寒见证的，适宜用麻黄汤。

### 评析

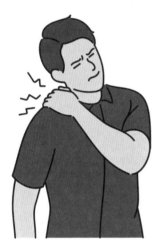

○ 本条讲述了太阳伤寒脉浮数者，可用麻黄汤。

本条与上条均以脉言治，脉浮而数常见于表热证候，但也未必都是表热证候。若脉浮数，兼见未发热、怕冷、身体疼痛、呕逆，则表明此证属太阳伤寒表实证，仍可用麻黄汤治疗。

麻黄汤证的脉象因患者体质而异，其典型脉象是脉浮紧，但也可见脉浮数，故本条未曰"麻黄汤主之"，而曰"宜用麻黄汤"，言外之意就是，可以根据患者的病情斟酌选择，甚至可以适当加减药材组成。

本条与上条一样，学习时当前后条文贯通，脉证合参，不拘泥于一字一句，以便做出正确判断。

## 原文

下之后，复发汗，昼日烦躁不得眠，夜而安静，不呕，不渴，无表证，脉沉微，身无大热者，干姜附子汤主之。

**译义**

误用攻下法之后，又用发汗法，致使阳气阴液更伤，患者出现白天烦躁、不能安静睡眠，夜晚萎靡不振昏昏欲睡而不烦躁，不作呕，无口渴，无表证，脉象沉微，身有微热的，用干姜附子汤主治。

○ **本条讲述了阳虚阴盛的证治。**

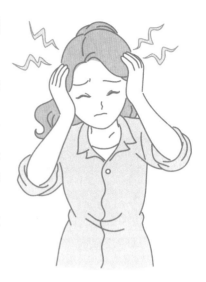

误用攻下之后，阳气和阴液损伤，又用发汗法攻其表，导致阳气阴液损伤更甚，内外俱虚。患者白天烦躁、不能安静睡觉，但不呕，不渴，无表证，故排除患者患少阳证、阴阳证及太阳证的可能，剩下的就是阴证。白天自然界阳气旺盛，人亦如此，白天人体阳气能与阴寒抵抗，故其人"昼日烦躁不得眠"；夜晚自然界阴盛阳衰，人体内的阳气抵抗不了阴寒，故其人"夜而安静"。"身无大热"即身有微热，这种轻微发热是虚阳浮于外的假热，另有脉象沉微的表证，是阳气大虚，阴寒气盛的表现，治疗时当以干姜附子汤退阴复阳。

**方剂**

# 干姜附子汤方

干姜一两　附子一枚，生用，去皮，切八片

**上二味，以水三升，煮取一升，去滓，顿服。**

**组成和用法**

### 干姜附子汤方

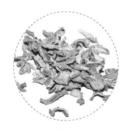

**干姜一两**

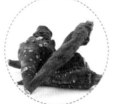

**附子一枚**

生用，去皮，切成八片

以上二味药，用水三升，煎煮成一升，去掉渣滓，一次服完。

## 方解

**本方由干姜和附子两种药物组成。**

　　方中附子上助心阳，中温脾阳，下补肾阳；干姜温阳散寒；二者合用，可起回阳救逆之功效，阳回则诸证自解。煎煮后一次服完，是为了集中药力，以期病情速愈。

## 原文

　　发汗后，身疼痛，脉沉迟者，桂枝加芍药生姜各一两人参三两新加汤主之。

### 译义

　　太阳病用发汗法以后，出现身体疼痛，脉象沉迟的，用桂枝加芍药生姜各一两人参三两新加汤主治。

## 评析

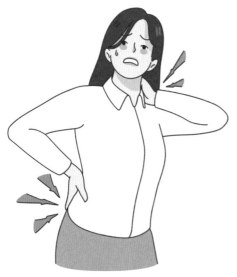

○ **本条讲述了汗后营气损伤的证治。**

　　太阳病，用发汗法以后，大多患者的病情得到缓解并逐渐痊愈。本条中患者仍身体疼痛，存在两种可能：一种是病重药轻，太阳表证未解；一种是汗不如法，正气损伤。表证未解者，除身疼痛外，还应该有头痛、发热、怕冷、脉浮紧等主症状。现患者以身疼痛为主要症状，应是发汗太过，损伤营气所致。营气不足，卫气流行不畅，故脉沉迟，此为里虚，治疗时当表里兼顾，用桂枝加芍药生姜各一两人参三两新加汤主治。

**方剂**

# 桂枝加芍药生姜各一两
# 人参三两新加汤方

桂枝三两，去皮　　芍药四两　　甘草二两，炙　　人参三两
大枣十二枚，擘　　生姜四两

上六味，以水一斗二升，煮取三升，去滓，温服一升。本云桂枝汤，今加芍药、生姜、人参。

**组成和用法**

## 桂枝加芍药生姜各一两人参三两新加汤方

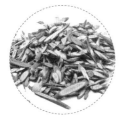

**桂枝三两**
去皮

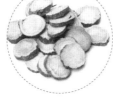

**芍药四两**

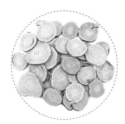

**甘草二两**
炙

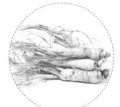

**人参三两**

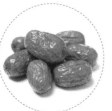

**大枣十二枚**
剖开

**生姜四两**

以上六味药，用水一斗二升，煎煮成三升，去掉渣滓，每次温服一升。本方是桂枝汤的加减，现加入芍药、生姜、人参。

## 方解

**本方是在桂枝汤的基础上加入芍药、生姜各一两和人参三两组成的。**

桂枝汤用以调和营卫，加重芍药、生姜的用量，可生津益阴，和营通阳，再加入人参滋补血脉。故本方是一个扶正兼以祛邪的方剂。

## 原文

发汗后，不可更行  桂枝汤，汗出而喘，无大热者，可与麻黄杏仁甘草石膏汤。

## 词解

❶ 更行：再用。

## 译义

发汗以后，出现汗出、气喘症状，但头痛等表证已除的，为热邪壅肺所致，不能再用桂枝汤，可以用麻黄杏仁甘草石膏汤治疗。

## 评析

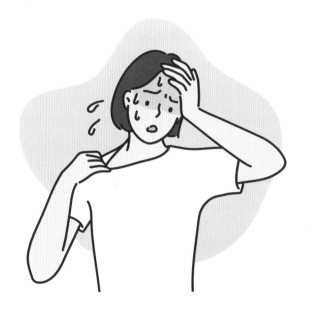

**◎本条讲述了汗后热邪壅肺作喘的证治。**

太阳病发汗之后，出现汗出、气喘等症状，是邪已化热入里。热邪壅肺，气逆不得宣开，故喘；热迫津液外泄，故汗出；热郁于里，外热随汗外泄，故无大热。此种情况不可再用桂枝汤，而须用麻黄杏仁甘草石膏汤清宣肺热。肺热除，肺气畅，则汗出止，气喘平。

# 麻黄杏仁甘草石膏汤方

麻黄四两，去节　　杏仁五十个，去皮尖　　甘草二两，炙

石膏半斤，碎，绵裹

**上四味，以水七升，煮麻黄减二升，去上沫，内诸药，煮取二升，去滓，温服一升。**

## 组成和用法

麻黄杏仁甘草石膏汤方

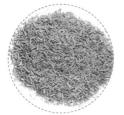

**麻黄四两**

去节

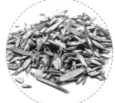

**杏仁五十个**

去掉皮尖

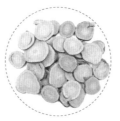

**甘草二两**

炙

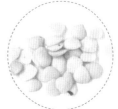

**石膏半斤**

打碎，用布包

以上四味药，用水七升，先放入麻黄煎煮，煮去二升水，除掉上面的浮沫，再加入其他药物，煎煮成二升，去掉渣滓，每次温服一升。

## 方解

本方由麻黄、杏仁、甘草、石膏组成。

其中，麻黄具有宣肺止咳平喘的功效；杏仁宣降肺气，协助麻黄止咳平喘；石膏清宣肺热；甘草调和诸药。四者相合，以清宣肺热，降气平喘为主，肺热除而气逆降，则喘平，汗出自止。

## 原文

发汗过多，其人叉手自冒心 ❶，心下悸 ❷ 欲得按者，桂枝甘草汤主之。

### 词解

❶ 叉手自冒心：叉手即两手交叉，冒即覆盖之意。指患者双手交叉覆按于自己的心胸部位。

❷ 心下悸：即心悸，指心胸部位悸动不安。

### 译义

发汗太甚，汗出太多，致心阳虚弱，患者出现双手交叉覆盖心胸部位，心中悸动不安，须用手按捺方感舒适的，用桂枝甘草汤主治。

### 评析

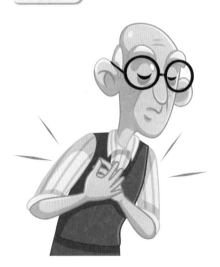

○ 本条讲述了心阳虚所致心悸的证治。

汗为阳气蒸化津液而成，汗出过多，阳气损耗，心脏失去阳气的温煦，故心悸不宁。临床辨证的一般规律为喜按属虚，拒按属实，本条中患者叉手自冒心，此为喜按，故此证的病机为心阳虚，治疗当用桂枝甘草汤。

### 方剂

## 桂枝甘草汤方

桂枝四两，去皮　甘草二两，炙

上二味，以水三升，煮取一升，去滓，顿服。

## 组成和用法

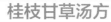
桂枝甘草汤方

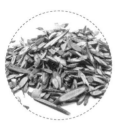
**桂枝四两**
去皮

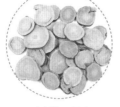
**甘草二两**
炙

以上二味药，用水三升，煎煮成一升，去掉渣滓，一次服完。

## 方解

**本方由桂枝和甘草两种药物组成。**

方中甘草辛甘，可温通心阳；甘草甘温，可补虚益气。二者合用，辛甘化阳，阳气乃生，心阳得复而悸动自愈。

# 原文

发汗后，其人脐下悸者，欲作奔豚❶，茯苓桂枝甘草大枣汤主之。

## 词解

❶ 奔豚：病症名，形容脐下悸动有上冲心胸之势，犹如猪之奔突。豚，泛指猪。

译义

发汗以后，患者出现脐下跳动不宁，似奔豚将要发作的征象，用茯苓桂枝甘草大枣汤主治。

## 评析

○本条讲述了汗后阳虚，肾气上逆的证治。

过汗伤阳，心阳虚，而下焦寒水之气乘虚欲上于心胸。其主要症状为脐下悸动，治疗时当以补益心阳，温化肾气，培土制水，平降冲逆为主，故用茯苓桂枝甘草大枣汤主治。

81

# 茯苓桂枝甘草大枣汤方

茯苓半斤　桂枝四两，去皮　甘草二两，炙　大枣十五枚，擘

上四味，以甘澜水❶一斗，先煮茯苓，减二升，内诸药，煮取三升，去滓，温服一升，日三服。作甘澜水法：取水二斗，置大盆内，以杓❷扬之，水上有珠子五六千颗相逐，取用之。

## 词解

❶ 甘澜水：用杓扬过数遍之水，又名劳水。

❷ 杓：同"勺"。

## 组成和用法

### 茯苓桂枝甘草大枣汤方

 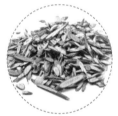 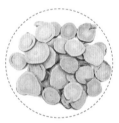 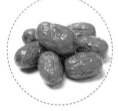

| 茯苓半斤 | 桂枝四两 | 甘草二两 | 大枣十五枚 |
|---|---|---|---|
| | 去皮 | 炙 | 剖开 |

　　以上四味药，用甘澜水一斗，先放入茯苓煎煮，煮去二升水，再加入其他药物，煎煮成三升，去掉渣滓，每次温服一升，一日服三次。

　　制作橄榄水的方法：用水二斗，倒入大盆内，用杓扬盆内的水，直至水面上出现无数水珠，即可取来使用。

中医视频课

## 方解

本方用于伤寒发汗后，阳虚而肾气上逆。

方中重用茯苓而先煮，取其量大直达下焦以泄水邪；桂枝、甘草二药相协，可通血脉、平冲逆、制悸动、缓急迫；大枣味甘性温，可补心脾，缓挛急；甘澜水性弱，取其不助水邪。以上合煎，可调气化、和阴阳，益心脾以安肾气，缓急迫而止悸动，用之欲作奔豚之证可消。

## 原文

发汗后，腹胀满者，厚朴生姜半夏甘草人参汤主之。

### 译义

发汗以后，致脾虚气滞，腹部出现胀满的，用厚朴生姜半夏甘草人参汤主治。

## 评析

○ 本条讲述了汗后脾虚气滞腹满的治疗。

腹部胀满有虚实之分，实证腹满多见于阳明腑实证，常伴有大便秘结不通、腹痛而手不可按、脉象沉实、舌苔黄厚等特征，治疗时当攻下实邪，腹满才能消除；虚证腹满多见于太阴寒湿症，腹部膨满，但按之不硬，常伴有下利、口淡不渴、苔薄质淡等，治疗时当益脾助运。本证腹满，为发汗致阳气外泄，脾虚失运所致，为虚实夹杂，治疗时当消补兼施，用厚朴生姜半夏甘草人参汤。

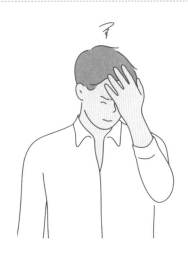

# 厚朴生姜半夏甘草人参汤方

厚朴半斤，炙，去皮　生姜半斤，切　半夏半升，洗　甘

草二两　人参一两

上五味，以水一斗，煮取三升，去滓，温服一升，日三服。

## 组成和用法

### 厚朴生姜半夏甘草人参汤方

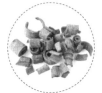  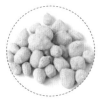  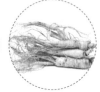

| 厚朴半斤 | 生姜半斤 | 半夏半升 | 甘草二两 | 人参一两 |
|---|---|---|---|---|
| 炙，去皮 | 切片 | 水洗 | | |

上五味，用水一斗，煎煮成三升，去掉渣滓，每次温服一升，一日服用三次。

## 方解

**本方为消补兼施之剂，主治虚中夹实的腹部胀满。**

方中厚朴善消腹胀；生姜、半夏辛温，辛开里气，开结燥湿；人参、甘草甘温，补益脾气以助运化。诸药配合，补而不壅，消而不损，为消补兼施之剂。若纯实纯虚者，不适宜用本方。

## 原文

伤寒，若吐、若下后，心下逆满，气上冲胸，起则头眩❶，脉沉紧，发汗则动经，身为振振摇❷者，茯苓桂枝白术甘草汤主之。

### 词解

❶ 头眩：头目昏眩。

❷ 身为振振摇：身体动摇不定。

### 译义

外感病，如果经过涌吐或攻下的治疗以后，出现胃脘部气逆胀满，气逆上冲胸膈，起立时就头晕目眩，脉象沉紧的，用茯苓桂枝白术甘草汤主治。若用发汗法治疗，就会扰动经脉之气，出现身体动摇不定，站立不稳的变证。

### 评析

○ 本条讲述了阳虚而水气上逆的证治。

病在太阳，当用汗法解之，反用吐下，脾阳受损，水津不化，水饮阻滞于胸脘，心下逆满，气上冲胸，浊阴上逆，清阳不得上升，故头晕目眩。脉沉紧亦为寒饮在里之证。由此可见，本证的关键是脾阳不振，水饮停蓄，故治疗当以茯苓桂枝白术甘草汤温阳健脾，化饮利水。

因本证是中阳虚弱，故治疗时不可使用发汗法，若用汗法则会外伤经脉，经脉虚而饮邪外侵，肢体就会出现震颤摇动，甚至不能自主的情况。

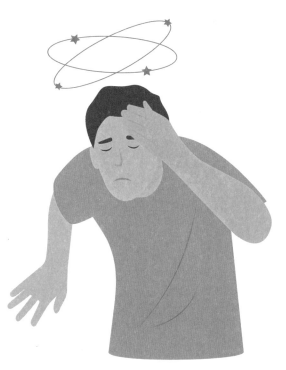

# 茯苓桂枝白术甘草汤方

茯苓四两　桂枝三两，去皮　白术　甘草各二两，炙

上四味，以水六升，煮取三升，去滓，分温三服。

## 组成和用法

### 茯苓桂枝白术甘草汤方

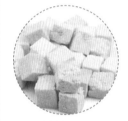

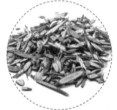

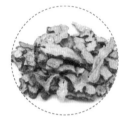

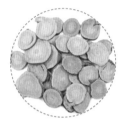

| 茯苓四两 | 桂枝三两 | 白术二两 | 甘草二两 |
| --- | --- | --- | --- |
| | 去皮 | | 炙 |

以上四味药，用水六升，煎煮成三升，去掉渣滓，分三次温服。

## 方解

**本方由茯苓、桂枝、白术、甘草组成。**

方中茯苓健脾利水，为主药；配以桂枝温阳化气以消水饮；白术健脾化湿；甘草益气和中，调和诸药；四药合用，为健脾利水，温化痰饮之剂。

## 原文

发汗，若下之，病仍不解，烦躁者，茯苓四逆汤主之。

**译义**

经用发汗，或泻下以后，病仍然未解除，出现烦躁不安、恶寒、四肢厥冷、腹泻、脉沉微细等症的，用茯苓四逆汤主治。

**评析**

● 本条讲述了阴阳两虚烦躁的证治。

发汗若下，病本应解除，若病仍未解，则发汗外虚阳气，攻下内虚阴气，阴阳俱虚，病邪未解，故见烦躁不宁。另外，本证以少阴阳虚为主，故还应见恶寒、厥逆、下利、脉沉微细等症，治疗时当扶阳兼以救阴，用茯苓四逆汤可双救阴阳。

**方剂**

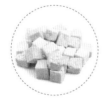

# 茯苓四逆汤方

茯苓四两　人参一两　附子一枚，生用，去皮，破八片
甘草二两，炙　干姜一两半

**上五味，以水五升，煮取三升，去滓，温服七合，日三服。**

**组成和用法**

## 茯苓四逆汤方

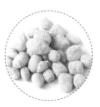

| 茯苓四两 | 人参一两 | 附子一枚 | 甘草二两 | 干姜一两半 |
|---|---|---|---|---|
| | | 生用，去皮，破成八片 | 炙 | |

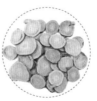

以上五味药，用水五升，煎煮成三升，去掉渣滓，每次温服七合，一日服用三次。

**本方由茯苓、人参、附子、甘草、干姜组成。**

方中茯苓淡渗利湿，可祛阴湿寒水，配人参可益气生津，安神定魂；干姜、附子回阳救逆，与人参配伍，回阳之中有益阴之效，益阴之中又可助阳；甘草甘平，可调和诸药。

# 原文

发汗后，恶寒者，虚故也；不恶寒，但热者，实也，当和胃气，与调胃承气汤。

## 译义

发汗以后，怕冷的，这是正气虚弱的原因；不怕冷，只有发热等症状的，是邪气盛实的表现，应当泻实和胃，可给予调胃承气汤治疗。

## 评析

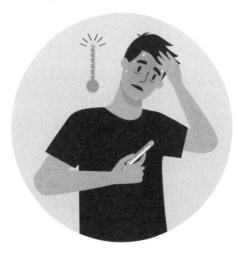

◦ 本条讲述了汗后虚实不同的转归。

太阳表证当以发汗法解除，若汗不得法，会因患者的体质差异出现不同的变证。本条中以阳虚之人与阳盛之人为例，列举了汗出表解后疾病的不同转归：阳虚之人，发汗过多，会损伤阳气，仍然存在恶寒的症状，但这并不是表邪未尽，而是阳虚的缘故，治疗时当以扶阳为主；阳盛之人，发汗过多，容易损伤津液，致阳明胃肠燥实，症见不恶寒，但发热，治疗当和胃泄热，用调胃承气汤。

## 原文

太阳病，发汗后，大汗出，胃中干，烦躁不得眠，欲得饮水者，少少与饮之，令胃气和则愈。若脉浮，小便不利，微热消渴者，五苓散主之。

### 词解

❶ 消渴：形容口渴之甚，饮不解渴，此处是症状，不是病名。

### 译义

太阳表证，使用发汗法，汗出很多，津液受损，致胃中津液不足，出现烦躁不安、不能安静睡眠，口干想要喝水的，可以给予少量的水，使胃津恢复，胃气调和，就可痊愈。若出现脉象浮、轻微发热、怕冷、小便不通畅、口干饮水而不止，是太阳蓄水证，用五苓散主治。

### 评析

○ 本条讲述了汗后津伤胃干烦躁与蓄水证的证治。

太阳病治疗当用发汗法，若汗不如法或汗出太过，可能会出现两种不同的机转：一种是汗后表邪已解，但汗出太多，损伤津液，胃中津液亏乏，以致烦躁不得眠。因为病势不重，故注意调护即可。当患者想要饮水时，可给予少量的水，以滋胃燥，胃中津液恢复则胃气和，而烦躁自除。但因患者胃气尚弱，切不可大量饮水，不然容易形成蓄水证。

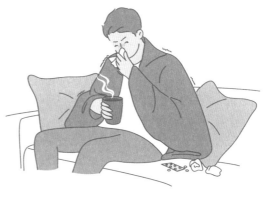

另一种是汗后表邪未解，仍见脉浮、身微热、怕冷等症，但又见小便不利、消渴，此为饮水过多而脾不传输，膀胱气化不利，水津不能上布所致。此时里有蓄水，外有表邪，治疗时当运脾布津，温阳化气，兼以解表，应用五苓散。

89

## 方剂

## 五苓散方

猪苓十八铢，去皮　　泽泻一两六铢　　白术十八铢　　茯苓
十八铢　桂枝半两，去皮

上五味，捣为散❶，以白饮❷和服方寸匕❸，日三服，多饮暖水，
汗出愈，如法将息。

### 组成和用法

### 五苓散方

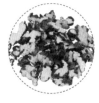
猪苓十八铢
去皮

泽泻一两六铢

白术十八铢

茯苓十八铢

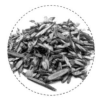
桂枝半两
去皮

以上五味药，捣制成散剂，每次用米汤冲服一方寸匕，一日服用三次，并且要多喝
温开水，让患者出汗，就可以痊愈，服药后的调养方法如常。

本方由猪苓、泽泻、白术、茯苓、桂枝组成。

方中猪苓、茯苓甘淡，是渗湿利水之要药；泽泻甘寒，可利水渗湿泄热，且利水之力颇强；白术甘温，可健脾运湿，助脾气传输，使水津四布；桂枝辛温，可通阳化气，亦可外散表邪。诸药相合，为化气利湿之名方，气化行而水道利，水湿得去，诸症自消。

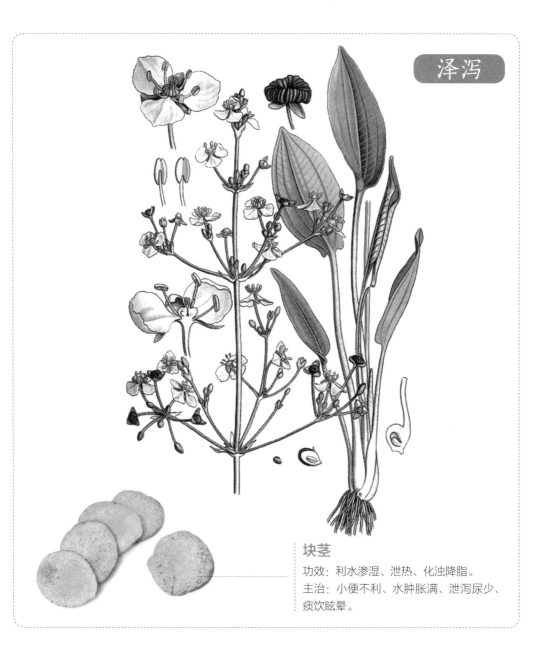

泽泻

**块茎**
功效：利水渗湿、泄热、化浊降脂。
主治：小便不利、水肿胀满、泄泻尿少、痰饮眩晕。

## 原文

中医视频课

伤寒,汗出而渴者,五苓散主之; 不渴者,茯苓甘草汤主之。

外感病，发热汗出而又口渴的，用五苓散主治；口不渴，并见四肢冷、心悸等症的，用茯苓甘草汤主治。

## 评析

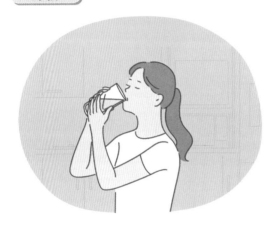

○ **本条讲述了水饮内停的辨证治疗。**

本条中同是伤寒汗出后，以是否口渴为辨证要点：渴者，乃膀胱气化不利，水饮内停，津液不能上达，此证除口渴外，还有小便不利等症状，用五苓散治疗；不渴者，乃汗不得法，胃阳受损，水饮停聚于胃，但津液犹可上达，故治疗时仅调中和胃即可，用茯苓甘草汤主治。

方剂

## 茯苓甘草汤方

茯苓二两　桂枝二两,去皮　甘草一两,炙　生姜三两,切

上四味,以水四升,煮取二升,去滓,分温三服。

## 组成和用法

### 茯苓甘草汤方

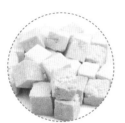

**茯苓二两**

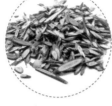

**桂枝二两**
去皮

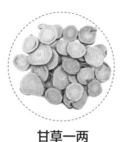

**甘草一两**
炙

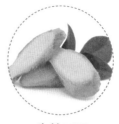

**生姜三两**
切片

以上四味药，用水四升，煎煮成二升，去掉渣滓，分三次温服。

## 方解

**本方由茯苓、桂枝、甘草、生姜组成。**

方中生姜温胃散水；茯苓渗湿利水；桂枝温阳化气利水，甘草益气和中，四者相合，具温胃散饮，化气利水之功效，可治水饮停中，不烦不渴，心下悸，四肢厥冷等症。

# 原文

发汗后，水药不得入口为逆。若更发汗，必吐下不止。发汗吐下后，虚烦不得眠。若剧者，必反复颠倒，心中懊恼，栀子豉汤主之；若少气者，栀子甘草豉汤主之；若呕者，栀子生姜豉汤主之。

### 译义

发汗以后，出现服药即吐，水药不能下咽的，即误治的变证。若再发汗，一定会出现呕吐、腹泻不止的症状。发汗，或涌吐，或泻下后，会出现心烦不能安静睡眠的症状。若严重的，一定会出现心中烦闷，翻来覆去，不可名状，用栀子豉汤主治；若出现气少不足以息，用栀子甘草豉汤主治；若出现呕吐的，用栀子生姜豉汤主治。

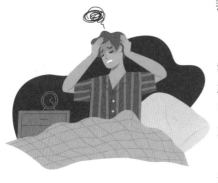

○ 本条讲述了汗后吐下不止及热扰胸膈的证治。

太阳病以发汗法治疗，通常不会发生呕吐，但本条中水药不得入口，出现此种情况有两种原因：一是发汗不当伤及胃阳，胃气不和故吐；一种是患者本身胃阳虚或宿有寒饮，发汗引动饮邪上逆而吐。本证若再发汗，胃阳更虚，水饮内停加重，故"吐下不止"。

本证经汗、下、吐后，实邪虽去，但余热内陷，无形之余热乘虚扰动胸膈，故见虚烦；轻则心烦不得安睡，重者则神不安舍，反复颠倒；治疗时当清宣郁热，以除虚烦，故用栀子豉汤。

**方剂**

# 栀子豉汤方

栀子十四个，擘　香豉四合，绵裹

上二味，以水四升，先煮栀子，得二升半，内豉，煮取一升半，去滓，分为两服，温进一服，得吐者，止后服。

**组成和用法**

## 栀子豉汤方

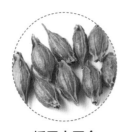

**栀子十四个**
剖开

**香豉四合**
用布包

以上二味药，用水四升，先放入栀子煎煮，煎煮至二升半，再放入香豉，煎煮成一升半，去掉渣滓，分两次服，如果温服一次，出现呕吐的，停服剩余的药。

**本方由栀子和香豉两种药物组成。**

方中栀子苦寒，苦可泄热，寒能胜热，本药可清心除烦；香豉为轻清之品，可升清辟浊，解表宣散；两者合用，清中有宣，宣中有降，可共奏清热除烦之功效。若服用本方后，出现呕吐，则邪随吐解，但本方并非"吐剂"。

**方剂**

# 栀子甘草豉汤方

**栀子十四个，擘　甘草二两，炙　香豉四合，绵裹**

**上三味，以水四升，先煮栀子、甘草，取两升半，内豉，煮取一升半，去滓，分二服，温进一服，得吐者，止后服。**

**组成和用法**

### 栀子甘草豉汤方

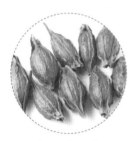

**栀子十四个**
剖开

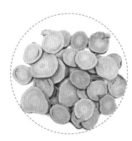

**甘草二两**
炙

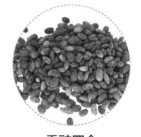

**香豉四合**
用布包

以上三味药，用水四升，先放入栀子、甘草煎煮，煎煮至二升半，再放入香豉，煎煮成一升半，去掉渣滓，分两次服，如果温服一次，出现呕吐的，停服剩余的药。

本方是在栀子豉汤中加入甘草，乃治栀子豉汤证兼有少气者。

栀子豉汤证兼见少气，是吐下后正气损伤所致，当以甘草益气，故用栀子甘草豉汤治疗。

**方剂**

# 栀子生姜豉汤方

栀子十四个，擘　生姜五两　香豉四合，绵裹

上三味，以水四升，先煮栀子、生姜，取两升半，内豉，煮取一升半，去滓，分二服，温进一服，得吐者，止后服。

**组成和用法**

## 栀子生姜豉汤方

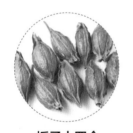

**栀子十四个**
剖开

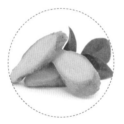

**生姜五两**

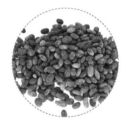

**香豉四合**
用布包

以上三味药，用水四升，先放入栀子、生姜煎煮，煎煮至二升半，再放入香豉，煎煮成一升半，去掉渣滓，分两次服，如果温服一次，出现呕吐的，停服剩余的药。

**方解**

本方是在栀子豉汤中加入生姜，乃治栀子豉汤证兼有呕吐者。

栀子豉汤证兼见呕吐，是胃气不和而上逆所致，当以生姜和胃降逆止呕，故用栀子生姜豉汤治疗。

## 原文

中医视频课

伤寒下后，心烦腹满，卧起不安者，栀子厚朴汤主之。

## 译义

外感病，使用泻下法以后，出现心烦不宁、腹部胀闷、坐卧不安症状的，是热郁胸膈、气滞于腹，用栀子厚朴汤主治。

### 评析

○ 本条讲述了热郁胸腹的证治。

伤寒下后，余热未尽，出现心烦、腹满，此为邪热郁于胸腹所致。心烦则难卧，腹满则难起，故卧起不安。治疗时当清热除烦，宽中泄满，故用栀子厚朴汤主治。

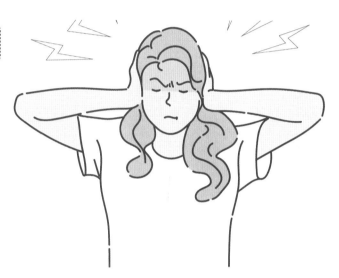

方剂

# 栀子厚朴汤方

栀子十四个，擘　厚朴四两，炙，去皮　枳实四枚，水浸，炙令黄

上三味，以水三升半，煮取一升半，去滓，分两服，温进一服，得吐者，止后服。

97

## 组成和用法

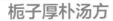

### 栀子厚朴汤方

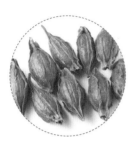 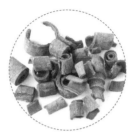 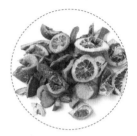

**栀子十四个**
剖开

**厚朴四两**
炙，去皮

**枳实四枚**
用水浸泡，炙成黄色

以上三味药，用水三升半，煎煮成一升半，去掉渣滓，分两次服，如果温服一次，出现呕吐的，停服剩余的药。

## 方解

**本方由栀子豉汤去香豉加厚朴、枳实组成。**

因本证不像栀子豉汤证，病变仅限于胸膈，而是波及脘腹部，故不用香豉之轻清宣透，而是加入厚朴、枳实。厚朴苦温，可宽中行气；枳实苦寒，可破结消痞；而栀子入心可止心烦；三者合用，对烦而腹满有良效。

# 原文

伤寒，医以丸药大下之，身热不去，微烦者，栀子干姜汤主之。

## 译义

太阳伤寒证，医生误用泻下丸药峻猛攻下，出现身热不退，轻度心烦不安，并见腹满痛便溏等中寒症的，用栀子干姜汤主治。

中医视频课

○本条讲述了上焦有热，中焦有寒的证治。

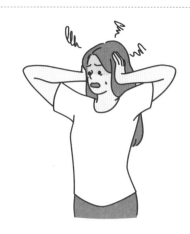

伤寒误用丸药峻猛攻下，致使脾胃受损，中焦虚寒；误下后邪热乘机内陷，扰动胸膈，此为上焦有热。上焦热郁，故"身热不去，微烦"；虽本条未明确列出中焦有寒之证，但从方剂中用干姜温中散寒推断，本证或伴有腹痛便溏等中寒证。本证治疗时当清上热、温中寒，故用栀子干姜汤。

**方剂**

# 栀子干姜汤方

栀子十四个，擘　干姜二两

**上二味，以水三升半，煮取一升半，去滓，分两服，温进一服，得吐者，止后服。**

**组成和用法**

## 栀子干姜汤方

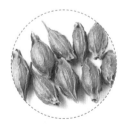

栀子十四个，剖开

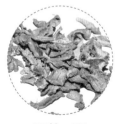

干姜二两

以上二味药，用水三升半，煎煮成一升半，去掉渣滓，分两次服，如果温服一次，出现呕吐的，停服剩余的药。

中医视频课

## 方解

**本方由栀子和干姜两种药物组成。**

方中栀子性寒，可清上焦邪热，除心烦，是为"身热不去，微烦"所设；干姜性热，可温中散寒，止腹泻，是为中寒所设；二者合用，寒热并投，以除上热中寒。本方无须拘泥于误下，凡脾胃虚弱、感受外邪，热扰胸膈者，亦可使用本方治疗。

## 原文

凡用栀子汤，病人旧微溏❶者，不可与服之。

## 词解

❶ 旧微溏：平日大便略微溏薄。

**译义**

凡是使用栀子豉汤，若患者平日大便偏溏的，应禁止使用。

## 评析

● 本条讲述了栀子汤的使用禁忌。

凡使用前述含栀子的方剂，都不能给予平日脾虚便溏者。"旧微溏"乃宿疾，平日脾虚之人，大便多溏泄，而栀子味苦性寒，非但不能燥湿，还会损伤脾肾阳气，使便溏更严重。若非栀子不可，需减少用量。

凡治病，不可忽视患者本身的体质状况，当因人而异。

## 原文

太阳病发汗，汗出不解，其人仍发热，心下悸，头眩，身眴动❶，振振欲擗地❷者，真武汤主之。

## 词解

❶ 眴动：肌肉制动。
❷ 振振欲擗地：身体震颤，站立不稳，欲扑倒于地。

## 译义

太阳病发汗后，汗出而病未除，患者仍然发热，心慌，头晕目眩，全身肌肉跳动，身体震颤，站立不稳，像要跌倒，用真武汤主治。

## 评析

○本条讲述了太阳病过汗伤阳，阳虚水泛的证治。

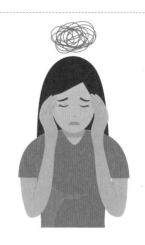

太阳病本应发汗解表，汗出病未解，此为汗不如法，汗出太过导致。过汗亡阳，虚阳外越，故"汗出不解，其人仍发热"；过汗伤阳导致阳虚水泛，出现"心下悸，头眩，身瞤动，振振欲擗地"等变证。本证既有阳虚水泛，又有太阳发热未解，属表里同病，但因里证较重，故应温阳利水，用真武汤主治。

## 原文

伤寒五六日，中风，往来寒热❶，胸胁苦满❷，嘿嘿❸不欲饮食，心烦喜呕❹，或胸中烦而不呕，或渴，或腹中痛，或胁下痞硬，或心下悸，小便不利，或不渴，身有微热，或咳者，小柴胡汤主之。

## 词解

❶ 往来寒热：恶寒时不发热，发热时不恶寒，寒与热交替而作。

❷ 胸胁苦满：胸胁部有苦闷胀满的感觉。

❸ 嘿嘿：嘿通"默"。心中郁闷不爽，静默不言。

❹ 喜呕：有呕意而不吐。

## 译义

伤寒或中风五六天后，出现寒来热往，交替发作，胸胁部苦于闷满，静默不语，不思饮食，心中烦躁，总想呕吐，或仅胸中烦扰却不呕吐，或口渴，或腹部疼痛，或胁下痞胀硬结，或心慌，小便不通畅，或口不渴，体表微热，或咳嗽，用小柴胡汤主治。

中医视频课

## 评析

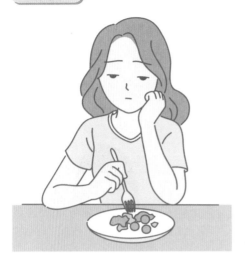

○ 本条讲述了太阳病转化为少阳病的证治。

伤寒或中风五六日，均有化热入里的可能。若由发热恶寒转化为往来寒热，则是病邪脱离太阳转入少阳的征象。往来寒热是指恶寒时不发热，发热时不恶寒，一来一往，交替发作。这是正邪相争，邪胜于正则寒，正胜于邪则热，相持互胜的缘故，出现往来寒热的症状，说明邪已入少阳。

少阳经脉循行于胸胁部位，少阳受邪，经气郁滞，故胸胁苦闷；少阳胆木受邪，肝胆疏泄不利，必然影响脾胃运化，导致患者静默不语，不思饮食；胆火内扰则心烦，胆胃气逆则喜呕。这些症状既非太阳风寒，可用汗法；又非阳明燥热，可用下法；病邪居于表里之间，为半表半里证，故以小柴胡汤为主治方剂。

方剂

中医视频课

# 小柴胡汤方

柴胡半斤　黄芩三两　人参三两　半夏半升，洗　甘草，炙　生姜各三两，切　大枣十二枚，擘

上七味，以水一斗二升，煮取六升，去滓，再煎取三升，温服一升，日三服。

若胸中烦而不呕者，去半夏、人参，加栝楼实一枚；若渴，去半夏加人参，合前成四两半，栝楼根四两；若腹中痛者，去黄芩加芍药三两；若胁下痞硬，去大枣加牡蛎四两；若心下悸，小便不利者，去黄芩加茯苓四两；若不渴，外有微热者，去人参加桂枝三两，温覆微汗愈；若咳者，去人参、大枣、生姜，加五味子半升，干姜二两。

## 小柴胡汤方

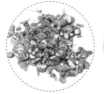

**柴胡半斤**

**黄芩三两**

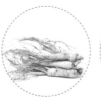

**人参三两**

**甘草三两**
炙

**大枣十二枚**
剖开

**半夏半升**
水洗

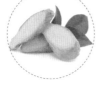

**生姜三两**
切片

以上七味药，用水一斗二升，煎煮成六升，去掉渣滓，再煎煮成三升，每次温服一升，一日服用三次。

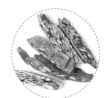

**栝楼实一枚**

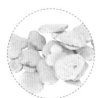

**栝楼根四两**

**芍药三两**

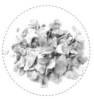

**牡蛎四两**

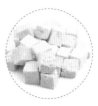

**茯苓四两**

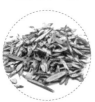

**桂枝三两**

**五味子半升**

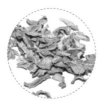

**干姜二两**

若出现胸中烦闷而不作呕的，去掉方剂中的半夏、人参，加入栝楼实一枚；若出现口渴的，去掉方剂中的半夏加入人参一两半，与以上用量相合为四两半，并加栝楼根四两；若腹中出现疼痛的，去掉方剂中的黄芩加入芍药三两；若出现胁下痞胀硬结的，去掉方剂中的大枣加入牡蛎四两；若出现心慌，小便不通畅的，去掉方剂中的黄芩加入茯苓四两；若出现口不渴，体表有轻微发热的，去掉方剂中的人参加入桂枝三两，服药后盖上衣被取暖，使身体微微出汗，就可痊愈；若出现咳嗽的，去掉方剂中的人参、大枣、生姜，加入五味子半升、干姜二两。

## 方解

**本方为和解少阳的主要方剂，以柴胡为主药。**

方中柴胡气质轻清，既可除少阳之邪，又可疏解少阳气机郁滞；黄芩苦寒，可清泄胸腹郁热；柴胡、黄芩合用，可解半表半里之邪，往来寒热，胸胁苦满，心烦等症皆可解；人参、甘草、大枣可益气和中，扶正祛邪；半夏、生姜可调理脾胃，降逆止呕。本方寒温并用，补泄兼施，是和解剂的代表方剂。

自"若胸中烦而不呕者"起，皆是小柴胡汤证的辨证。胸中烦而不呕，此乃热聚胸膈，去掉半夏、人参，恐其补益而助邪，加栝楼实（全瓜蒌），以除热荡实；渴者，是木火内烦而津虚气燥，去半夏之辛燥，加人参之甘润、天花粉（栝楼根）之凉苦，以清热生津；腹中痛者，是木邪伤土，去黄芩之苦寒，加芍药之酸寒，以泻木和脾止腹痛；胁下痞硬者，是邪聚少阳太甚，去大枣之壅补，加牡蛎以软坚散结；心下悸，小便不利者，胆失疏泄，水饮停聚，去黄芩之寒性，加茯苓以淡渗利水而宁心；不渴，身有微热者，是里和表邪未解，去人参之壅补，加人参以微汗解表；渴者，是肺寒气逆，去人参、大枣之壅补，生姜换为干姜，以干姜之温祛肺寒，加五味子以敛肺降逆止咳。

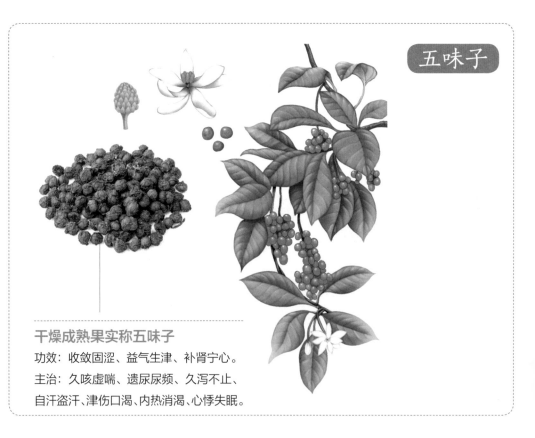

五味子

**干燥成熟果实称五味子**

功效：收敛固涩、益气生津、补肾宁心。

主治：久咳虚喘、遗尿尿频、久泻不止、自汗盗汗、津伤口渴、内热消渴、心悸失眠。

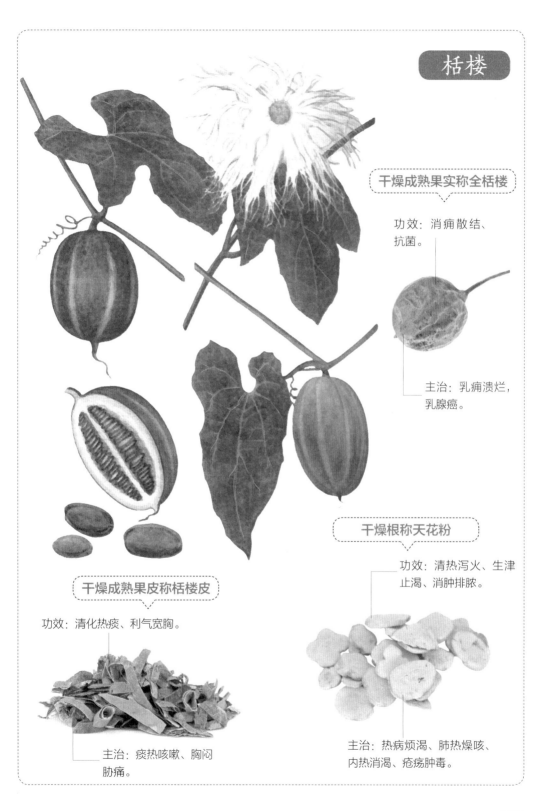

栝楼

干燥成熟果实称全栝楼

功效：消痈散结、抗菌。

主治：乳痈溃烂，乳腺癌。

干燥根称天花粉

功效：清热泻火、生津止渴、消肿排脓。

主治：热病烦渴、肺热燥咳、内热消渴、疮疡肿毒。

干燥成熟果皮称栝楼皮

功效：清化热痰、利气宽胸。

主治：痰热咳嗽、胸闷胁痛。

# 原文

伤寒，阳脉涩，阴脉弦，法当腹中急痛，先与小建中汤；不差者，小柴胡汤主之。

伤寒证，脉象浮取见涩，沉取见弦的，腹中当有拘急疼痛的症状，治疗应先给予小建中汤；用药后少阳证仍未解的，以小柴胡汤主治。

## 评析

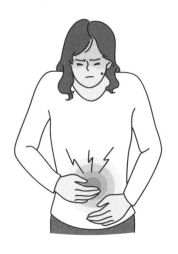

◎本条讲述了少阳证兼有虚寒腹痛，治宜先补后和。

阳脉涩，即脉浮取而涩，为气血不足；阴脉弦，即脉沉取而弦，为木入土中。本证的病机为少阳之邪不解，兼见脾胃虚寒。治疗时应先和解少阳，还是温中补虚，当看二者之缓急。本条中患者症见腹中急痛，故应以温中补虚为先。患者服用小建中汤建中补虚，缓解止痛。中气得建，气血自可恢复。里和则外邪自解，若不能自解，则是少阳之邪未解，可用小柴胡汤清疏肝胆，和解少阳。

**方剂**

## 小建中汤方

桂枝三两，去皮　甘草二两，炙　大枣十二枚，擘　芍药六两　生姜三两，切　胶饴一升

上六味，以水七升，煮取三升，去滓，内饴，更上微火消解，温服一升，日三服。呕家不可用建中汤，以甜故也。

106

## 组成和用法

小建中汤方

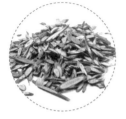

**桂枝三两**

去皮

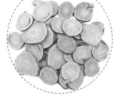

**甘草二两**

炙

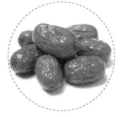

**大枣十二枚**

剖开

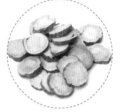

**芍药六两**

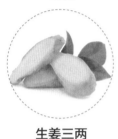

**生姜三两**

切片

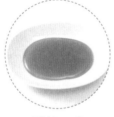

**胶饴一升**

以上六味药，用水七升，煎煮成三升，去掉渣滓，再加入饴糖，然后放在小火上将饴糖溶化，每次温服一升，一日服用三次。平日经常呕吐的人，不适宜用小建中汤，因为小建中汤味甜的缘故。

## 方解

**本方是由桂枝汤倍芍药加饴糖组成。**

方中以饴糖为主，甘温补中；加桂枝能温中补虚；生姜辛温，可温中散寒；甘草、芍药甘酸相伍，可缓急止痛；大枣甘温，健脾胃、和营卫。诸药相合，以建复中气为主，中气建，营卫自和，表邪乃解。

# 原文

太阳病，过经❶十余日，反二三下之，后四五日，柴胡证仍在者，先与小柴胡汤。呕不止，心下急❷，郁郁微烦者，为未解也，与大柴胡汤下之则愈。

**译义**

太阳病，邪传少阳十多天，医生反而多次攻下，又经过四五天，若柴胡证仍然存在，可先给予小柴胡汤治疗。若出现呕吐不止，上腹部拘急疼痛，心中郁闷烦躁的，是少阳兼阳明里实，病情未解的，给予大柴胡汤攻下里实，则可痊愈。

**评析**

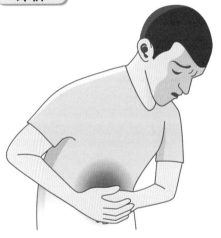

○**本条讲述了少阳病兼有里实的证治。**

太阳病十多日，病邪未解，且已转入少阳。少阳证当以和解为主，禁用汗、下、吐之法。而今医者多次反用下法，下之四五日，柴胡证仍在，即邪仍在少阳，并未因下而内陷，故先用小柴胡汤和解少阳。若服用小柴胡汤后，患者呕吐不止，上腹部拘急疼痛，心中郁闷烦躁，此为少阳误治，病邪兼入阳明所致。治疗时当和解与通下并行，使少阳、阳明之邪双解。

**方剂**

# 大柴胡汤方

柴胡半斤　黄芩三两　芍药三两　半夏半升，洗　生姜五两，切　枳实四枚，炙　大枣十二枚，擘

上七味，以水一斗二升，煮取六升，去滓再煎，温服一升，日三服。一方加大黄二两，若不加，恐不为大柴胡汤也。

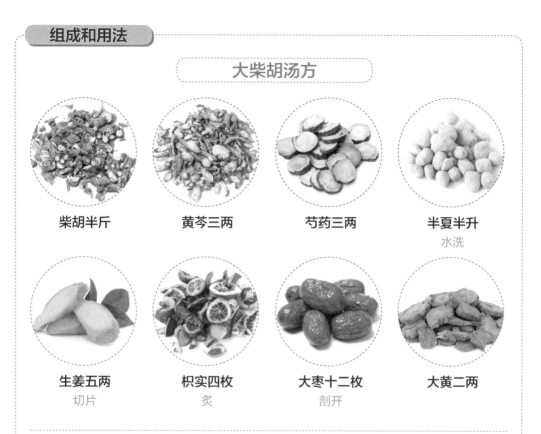

## 大柴胡汤方

柴胡半斤　　　　黄芩三两　　　　芍药三两　　　　半夏半升
　　　　　　　　　　　　　　　　　　　　　　　　水洗

生姜五两　　　　枳实四枚　　　　大枣十二枚　　　大黄二两
切片　　　　　　炙　　　　　　　剖开

以上药物，用水一斗二升，煎煮成六升，去掉渣滓，再煎煮成三升，每次温服一升，一日服用三次。方中加大黄二两，如果不加，恐怕不是大柴胡汤。

## 方解

本方是小柴胡汤和小承气汤复合加减而成，即小柴胡汤去人参、甘草，加大黄、枳实、芍药，主治少阳阳明证。

方中柴胡用以解表，大黄、枳实用以攻里；芍药缓急止痛；黄芩清泄郁热；半夏、生姜和胃降逆止呕；大枣和中。诸药相合，具和解少阳，内泻热结之功效。

# 原文

　　伤寒十三日不解，胸胁满而呕，日晡所❶发潮热，已而微利。此本柴胡证，下之以不得利，今反利者，知医以丸药下之，此非其治也。潮热者实也，先宜服小柴胡汤以解外，后以柴胡加芒硝汤主之。

## 词解

❶ 日晡所：即午后三时至五时。所，表示约数，可译为"上下""左右"。

　　外感病十三天后仍不解的，胸胁满闷而呕吐，午后发潮热，接着出现轻微腹泻。这本来是大柴胡汤证，医生应当用大柴胡汤攻下，却反而用峻下的丸药攻下，这是错误的治法。结果导致实邪未去而正气受到损伤，出现潮热、腹泻等症。潮热，是内有实邪的见症，治疗应当先服小柴胡汤以解除少阳之邪，然后用柴胡加芒硝汤主治。

## 评析

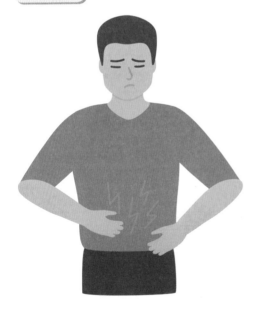

○本条讲述了大柴胡汤证误用丸药攻下的证治。

　　伤寒十三日不解，症见胸胁满而呕，可知邪传少阳；日晡所发潮热，可知邪入阳明，少阳、阳明二经同病，合为少阳兼阳明里实之证，当用大柴胡汤治疗。而今医者反用丸药攻下，虽有微利，但内实未去，徒伤肠胃，不可再用大柴胡汤攻下。应先用小柴胡汤和解少阳，再用柴胡加芒硝汤兼下阳明燥实。

# 柴胡加芒硝汤方

柴胡二两十六铢　　黄芩一两　　人参一两　　甘草一两，炙
生姜一两，切　半夏二十铢，洗　大枣四枚，擘　芒硝二两

上八味，以水四升，煮取二升，去滓，内芒硝，更煮微沸，分
温再服，不解更作。

## 组成和用法

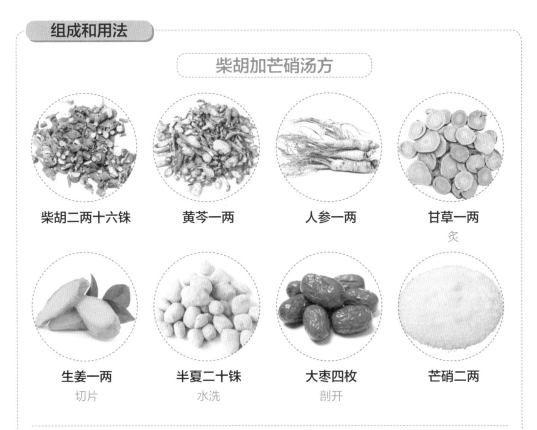

柴胡加芒硝汤方

| | | | |
|---|---|---|---|
| 柴胡二两十六铢 | 黄芩一两 | 人参一两 | 甘草一两<br>炙 |
| 生姜一两<br>切片 | 半夏二十铢<br>水洗 | 大枣四枚<br>剖开 | 芒硝二两 |

以上八味药，用水四升，先加入前七味药煎煮成二升，去掉渣滓，再放入芒硝，煮
至稍沸，分两次温服，服药后大便不解的，可继续服用。

**方解**

本方是小柴胡汤方加芒硝组成，但方中小柴胡汤的剂量仅是原方的三分之一。

小柴胡汤可和解少阳，加芒硝泻热去实，软坚通便。诸药合用，具和解泻热之功效。因本药方的剂量较轻，可称其为和解泄热之轻剂。

# 原文

太阳病不解，热结膀胱，其人如狂❶，血自下，下者愈。其外不解者，尚未可攻，当先解其外；外解已，但少腹急结者，乃可攻之，宜桃核承气汤。

**词解**

❶ 如狂：形容烦躁不安，好像发狂一样。

**译义**

太阳表证未解，邪热内入与瘀血互结于下焦膀胱部位，出现类似发狂的症状，若患者能自行下血的，就可痊愈。若表证还未解除的，尚不能攻里，应当先解表，待表证解除后，只有少腹拘急硬痛等里证的，才能攻里，适宜用桃核承气汤方。

**评析**

◎本条讲述了太阳蓄血轻症的证治。

太阳之邪不能从外而解，必会化热入里，邪热入内与瘀血互结于膀胱，瘀热上犯心神，致使患者神志不清、神志失常，出现类似发狂的症状。血热初结，故有"血自下"的可能，即血被热邪所迫，其所蓄之血能够自下，邪热可随血下行而解。若血不自下，则血为热搏，淤积与下，症见少腹拘急硬痛，神志失常。因本证是瘀血初结，症状较轻，故用活血逐瘀的桃核承气汤治疗。另外，治疗时当注意表证的有无，若表邪未解，当先解其表，待表解之后，才可用桃核承气汤攻逐瘀热。

# 桃核承气汤方

桃仁五十个，去皮尖　大黄四两　桂枝二两，去皮　甘草二两，炙　芒硝二两

上五味，以水七升，煮取两升半，去滓，内芒硝，更上火微沸，下火，先食温服五合，日三服，当微利。

## 组成和用法

### 桃核承气汤方

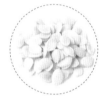

| 桃仁五十个 | 大黄四两 | 桂枝二两 | 甘草二两 | 芒硝二两 |
|---|---|---|---|---|
| 去皮尖 | | 去皮 | 炙 | |

以上五味药，用水七升，先加入前四味药煎煮成二升半，去掉渣滓，再加入芒硝，再放到火上微微煮沸，离火，每次饭前温服五合，一日服用三次，服药后应当出现轻微腹泻。

## 方解

**本方由调胃承气汤加桂枝、桃仁组成。**

方中桃仁微苦，可活血化瘀，但力尚不足；大黄下瘀血集聚；桂枝通血脉，消瘀血；桃仁与大黄、桂枝相配可增强其活血化瘀之力；芒硝咸寒，可入血软坚；甘草甘平，可调和诸药；诸药相合，共成活血化瘀，通里泄热之剂。

113

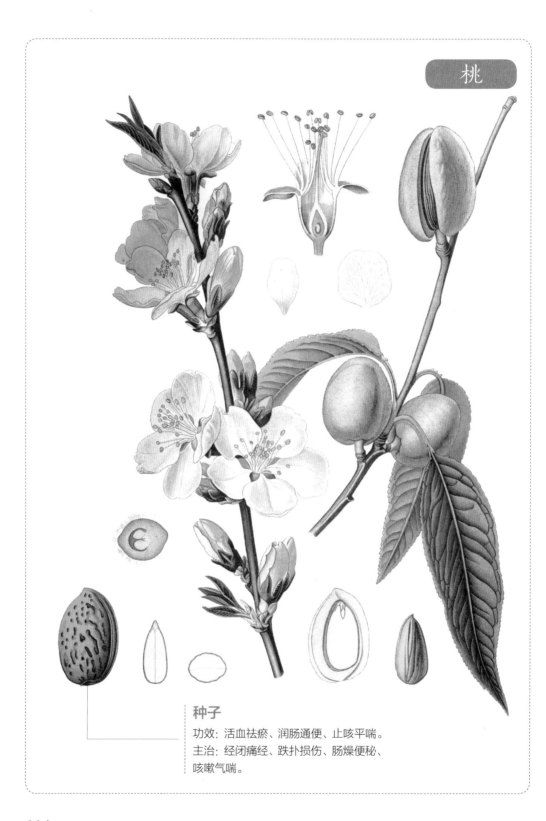

**种子**

功效：活血祛瘀、润肠通便、止咳平喘。

主治：经闭痛经、跌扑损伤、肠燥便秘、
咳嗽气喘。

## 原文

伤寒八九日，下之，胸满烦惊，小便不利，谵语，一身尽重，不可转侧者，柴胡加龙骨牡蛎汤主之。

外感病，经过八九天，误用攻下，出现胸部满闷、烦躁惊惕不安、小便不通畅、谵语、全身沉重、不能转侧的，用柴胡加龙骨牡蛎汤主治。

### 评析

○ 本条讲述了伤寒误下后邪气内陷的证治。

伤寒八九天，误用攻下法治疗，正气受损，邪气乘虚而入少阳，以致三阳经均受影响。少阳受邪，故胸满烦惊；太阳腑气不化，故小便不利；阳明胃热，故谵语；三阳受邪，阳气内郁不得宣达于外，而在外的经脉阻塞，故一身尽重而难以转侧。本证虚实互见，表里同病，治疗时当以和解少阳为主，参以通阳泄实，重镇安神，故用柴胡加龙骨牡蛎汤主治。

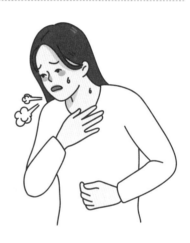

## 柴胡加龙骨牡蛎汤方

柴胡四两　龙骨　黄芩　生姜，切　铅丹　人参　桂枝，去皮　茯苓各一两半　半夏二合半，洗　大黄二两　牡蛎一两半，熬　大枣六枚，擘

上十二味，以水八升，煮取四升，内大黄，切如棋子，更煮一两沸，去滓，温服一升。本云柴胡汤，今加龙骨等。

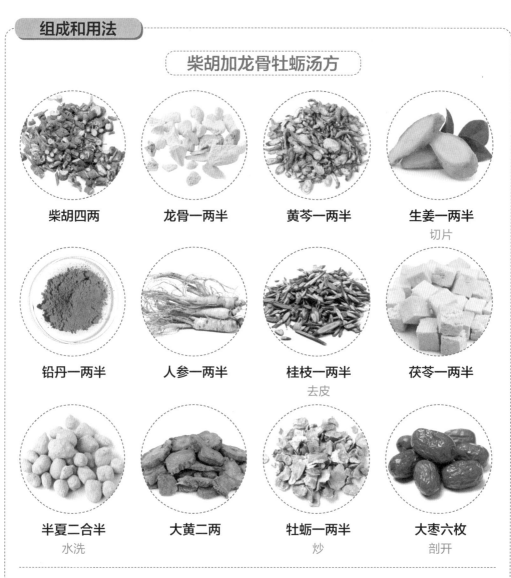

## 柴胡加龙骨牡蛎汤方

柴胡四两

龙骨一两半

黄芩一两半

生姜一两半
切片

铅丹一两半

人参一两半

桂枝一两半
去皮

茯苓一两半

半夏二合半
水洗

大黄二两

牡蛎一两半
炒

大枣六枚
剖开

以上十二味药，将大黄切成围棋子般大小，余药用水八升，煎煮成四升，然后放入大黄，再煮一二沸，去掉渣滓，每次温服一升。本方是柴胡汤的加减，现加入龙骨等药。

## 方解

**本方是由小柴胡汤方去掉甘草，加龙骨、铅丹、桂枝、茯苓、大黄、牡蛎组成。**

因邪入少阳，故用小柴胡汤，以和解少阳表里错杂之邪；加桂枝以通达郁阳；加大黄以泻阳明里热；加龙骨、铅丹、牡蛎以重镇安神；加茯苓以行津液，利小便；去甘草免其甘缓留邪。诸药相合，少阳之气调和，三阳之邪得解，诸症自除。

伤寒脉浮，医以火迫劫之 ❶，亡阳 ❷，必惊狂，卧起不安者，桂枝去芍药加蜀漆牡蛎龙骨救逆汤主之。

**词解**

❶ 以火迫劫之：用火法强迫发汗。

❷ 亡阳：此处的阳，指心阳，亡阳即心阳外亡，心神浮越。

**译义**

太阳伤寒证，脉象浮，本应当发汗解表，医生却用火治法强迫发汗，导致心阳外亡、心神浮越，出现惊恐狂乱、坐卧不安的，用桂枝去芍药加蜀漆牡蛎龙骨救逆汤主治。

**评析**

○本条讲述了误用火法而致惊狂的证治。

伤寒脉浮，是病邪在表，本当用麻黄汤发汗或桂枝汤解肌。医者却用火法强迫发汗，致患者大汗淋漓。汗多伤阳，阳虚则不能养神，故发生惊狂卧起不安。用桂枝去芍药加蜀漆牡蛎龙骨救逆汤温服心阳，镇浮越之心神。

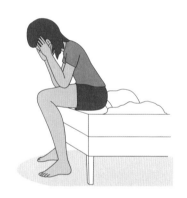

**原文**

微数之脉，慎不可灸。因火为邪，则为烦逆，追虚逐实 ❶，血散脉中 ❷，火气虽微，内攻有力，焦骨伤筋 ❸，血难复也。脉浮，宜以汗解，用火灸之，邪无从出 ❹，因火而盛 ❺，病从腰以下必重而痹，名火逆也。欲自解者，必当先烦，烦乃有汗而解。何以知之？脉浮，故知汗出解。

① 追虚逐实：血本虚而更加火法，血更虚，是为追虚；热本实而更用火法，增加里热，是为逐实。

② 血散脉中：火毒内攻，血液流溢，失其常度。

③ 焦骨伤筋：形容火毒危害之烈。由于血为火灼，筋骨失去濡养，故曰焦骨伤筋。

④ 邪无从出：误治后，表邪不得从汗而出。

⑤ 因火而盛：因误用灸法，邪热愈加炽盛。

译义

　　患者脉象微数，属阴虚内热，治疗千万不可用灸法，若误用温灸，就成为火邪，火邪内迫，邪热内扰，就会出现烦乱不安的变证。阴血本虚反用灸法，使阴更伤；热本属实，用火法更增里热，血液流散于脉中，运行失其常度，灸火虽然微弱，但内攻非常有力，耗伤津液，损伤筋骨，血液难以恢复。

　　脉象浮，主病在表，治疗当用发汗解表法，若用灸法治疗，表邪不能从汗解，邪热反而因火法而更加炽盛，出现从腰以下沉重而麻痹，这就叫火逆。若病将自行痊愈的，一定会先出现心烦不安，而后汗出病解。这是怎么知道的呢？因为脉浮，浮主正气浮盛于外，故得知汗出而病解。

评析

◎ 本条讲述了阴虚火盛误灸的后果以及表证误灸的变证与将自解的机转。

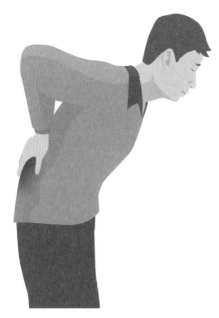

　　脉象微数，乃阴虚内热，治疗时当以养阴清热，而不可用火灸法，误用火灸法，则会导致阴血更虚，邪实更实，血液散乱于脉中，从而受到严重损伤。灸火虽微，但内攻却非常有力，在热病阴伤的情况下，其可能导致阴液损伤严重，筋骨失去濡养，阴血难以恢复。

　　脉象浮，主病在表，本当汗法解表，若误用火灸，则会导致表邪不得汗解，却反随灸火入里化热，邪热阻塞，气血不畅，故腰以下沉重而麻痹，此为火逆。若脉象仍浮，说明正气尚盛，仍有外解之机，正邪相争，出现烦躁不安，烦后汗出，邪随汗解。

## 原文

烧针❶令其汗，针处被寒，核起而赤者，必发奔豚。气从少腹上冲心者，灸其核上各一壮❷，与桂枝加桂汤，更加桂二两也。

### 词解

❶ 烧针：古人取汗的一种治法，用粗针外裹棉花，蘸油烧之，俟针红即去棉油而刺入。

❷ 一壮：放艾炷于穴位上，烧完一炷为一壮。

### 译义

用烧针的方法强迫患者发汗，针刺的部位受到寒邪侵袭，发生红色核块的，必然要发作奔豚。自感有气从少腹上冲心胸的，可外用艾火在红色核块上各灸一壮，再内服桂枝加桂汤，就是桂枝汤原方再加桂二两。

### 评析

◎本条讲述了烧针取汗引发奔豚的证治。

烧针发汗，风寒之邪自针刺处侵入，邪留不去，致血脉凝涩，针处发生红色核块。因是火劫发汗，汗过而损伤心阳，致肾脏寒水之气上逆，引发奔豚。本证的病机为心阳虚而肾水上乘，治疗时可分两步，先用艾灸在红色核块处温散寒凝之邪；再内服桂枝加桂汤调和营卫，平冲降逆。

方剂

# 桂枝加桂汤方

桂枝五两，去皮　芍药三两　生姜三两，切　甘草二两，炙　大枣十二枚，擘

上五味，以水七升，煮取三升，去滓，温服一升。本云桂枝汤，今加桂满五两，所以加桂者，以能泄奔豚气也。

## 组成和用法

### 桂枝加桂汤方

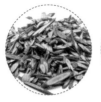
**桂枝五两**
去皮

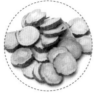
**芍药三两**

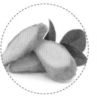
**生姜三两**
切片

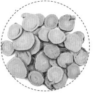
**甘草二两**
炙

**大枣十二枚**
剖开

以上五味药，用水七升，煎煮成三升，去掉渣滓，每次温服一升。本方是桂枝汤的加减，现将桂枝加至五两，之所以加桂枝，是因为桂枝能降奔豚气。

## 方解

**本方是由桂枝汤加重桂枝剂量而成。**

方中桂枝辛温，甘草甘平，二者合用，可温通心阳，平降冲逆；芍药酸寒，与甘草相配，甘酸化阴以和卫阳；生姜辛温，佐桂枝以解表；芍药酸寒，可以敛阴和营，大枣味甘，佐芍药以和中；诸药相合，具调和阴阳，平冲降逆之功效。

## 原文

火逆下之，因烧针烦躁者，桂枝甘草龙骨牡蛎汤主之。

### 译义

误用火攻而又行攻下，因火攻发汗致损伤心阳，出现烦躁不安的，用桂枝甘草龙骨牡蛎汤主治。

○本条讲述了心阳虚烦躁的证治。

火逆是误用火法导致的变证。火逆后再用下法，致中气和阴液俱损，而后又用烧针，导致患者烦躁不安。本证是因火疗与攻下导致的心阳受损，心神浮越，治疗时当补益心阳，重镇安神，故用桂枝甘草龙骨牡蛎汤。

**方剂**

# 桂枝甘草龙骨牡蛎汤方

**桂枝一两，去皮　甘草二两，炙　牡蛎二两，熬　龙骨二两**

**上四味，以水五升，煮取二升半，去滓，温服八合，日三服。**

**组成和用法**

## 桂枝甘草龙骨牡蛎汤方

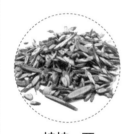 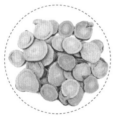 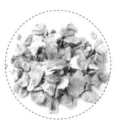 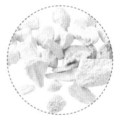

| 桂枝一两 | 甘草二两 | 牡蛎二两 | 龙骨二两 |
|---|---|---|---|
| 去皮 | 炙 | 炒 | |

以上四味药，用水五升，煎煮成二升半，去掉渣滓，每次温服八合，一日服用三次。

**方解**

**本方由桂枝、甘草、牡蛎、龙骨组成。**

方中桂枝入心助阳；甘草补养心气；龙骨、牡蛎潜镇安神。诸药相合，具温通心阳，重镇安神之功效。本方与桂枝甘草汤相较，方中桂枝的剂量较小，是因本证若使用大量桂枝，恐推动已浮越之阳外散，故用药宜缓。

## 原文

太阳病，当恶寒发热，今自汗出，反不恶寒发热，关上脉细者，以医吐之过也。一二日吐之者，腹中饥，口不能食。三四日吐之者，不喜糜粥，欲食冷食，朝食暮吐。以医吐之所致也，此为小逆❶。

**词解**

❶ 小逆：小的过失。此处指治疗有错误，但不严重。

太阳表证，应当有怕冷发热的症状，现患者出现自汗，反而不见怕冷发热，关脉细数的，是因为医生误用吐法所致。发病一二日后误用吐法的，就会出现腹中饥饿，却不能食。发病三四日后误用吐法的，就会出现不喜欢吃稀粥，想吃冷的食物，早上吃的东西，晚上就会吐出来。这是医生误用吐法引发的变证，因病变较轻，所以称为"小逆"。

**评析**

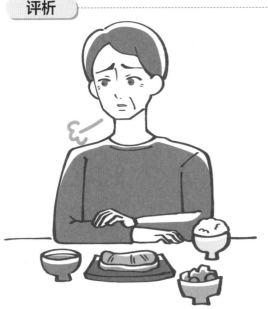

○本条讲述了误吐致胃阳受伤的变证。

太阳病，当恶寒发热，而今自汗出，反不恶寒发热，说明太阳病已解，此证似属阳明，但阳明当身热恶热，今又不恶热，又见关脉细数，说明病非阳明。之所以出现这样的变证，是医者误用吐法所致，吐后太阳病虽解，但胃气受伤。发病一二日，胃阳损伤并不严重，故腹中虽有饥饿之感，但口不能食。发病三四日，胃阳损伤较为严重，故朝食暮吐。此证若及时给予温中和胃之剂，并不难恢复，故称"小逆"。

## 原文

太阳病六七日，表证仍在，脉微而沉，反不结胸，其人发狂者，以热在下焦，少腹当硬满，小便自利者，下血乃愈。所以然者，以太阳随经，瘀热在里故也，抵当汤主之。

## 译义

太阳病，六七天过后，表证仍然存在，若脉象沉滞不起，没有结胸的见症，神志发狂的，这是邪热与瘀血互结于下焦的缘故，当有少腹坚硬胀满，小便通畅等症，攻下瘀血则可痊愈。用抵当汤主治。之所以出现这种情况，是因为太阳之邪随经入里，邪热与瘀血互结于下焦的缘故。

### 评析

○ 本条讲述了蓄血重症的辨治。

太阳病六七日，表证仍在而脉微而沉，是外邪已内陷入里。邪虽内陷，不在上焦，故反不结胸；患者出现狂躁的症状，说明热在血分，瘀热上攻于心，致心神错乱。邪热与瘀血相结于下焦，故少腹硬满；小便自利，说明膀胱气化功能未受影响。本证为瘀热互结所致的蓄血重症，治疗当迫瘀泻热，用抵当汤主治。

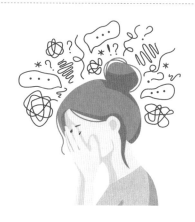

### 方剂

## 抵当汤方

水蛭，熬　虻虫各三十个，去翅足，熬　桃仁二十个，去皮尖　大黄三两，酒洗

上四味，以水五升，煮取三升，去滓，温服一升，不下更服。

## 组成和用法

### 抵当汤方

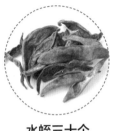
**水蛭三十个**
炒

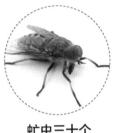
**虻虫三十个**
去翅足，炒

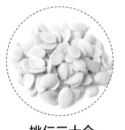
**桃仁二十个**
去掉皮尖

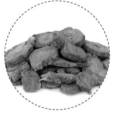
**大黄三两**
用酒洗

以上四味药，用水五升，煎煮成三升，去掉渣滓，每次温服一升，服药后不下血的，可以继续服用。

## 方解

**本方由水蛭、虻虫、大黄、桃仁四味药组成。**

方中水蛭、虻虫为虫类药，药性峻猛，可直入血络，行瘀破结；大黄、桃仁为植物药，大黄可泻热逐瘀，推陈致新，桃仁可活血化瘀。四药相合，为破血逐瘀之峻剂。

# 原文

伤寒有热，少腹满，应小便不利，今反利者，为有血也。当下之，不可余药，宜抵当丸。

## 译义

伤寒，身上有热，少腹胀满，照理应当小便不顺畅，现在反而小便通畅，这是下焦蓄血的征象，治当攻下瘀热，非其他药所能胜任，适宜用抵当丸。

○本条讲述了瘀热结于下焦的缓治法。

伤寒有热，说明表证仍在，表证未解除，表邪随经入里，出现少腹满的症状。若为蓄水证，则应当小便不利，今小便反利，说明此证为下焦蓄血。因本证仅见"少腹满"，而未见少腹硬，并且亦没有如狂或发狂的症状，说明本证病情不急，故不可峻攻，适宜用抵当丸，减量缓攻。服药时连药渣一并服下。

**方剂**

# 抵当丸方

水蛭二十个，熬　虻虫二十个，去翅足，熬　桃仁二十五个，去皮尖　大黄三两

上四味，捣分四丸，以水一升，煮一丸，取七合服之。晬时①当下血，若不下者更服。

**词解**

❶ 晬时：一昼夜的时间，即二十四小时。

**组成和用法**

抵当丸方

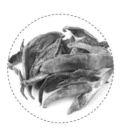

水蛭二十个
炒

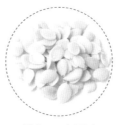

虻虫二十个
去翅足，炒

桃仁二十五个
去掉皮尖

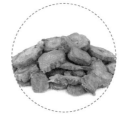

大黄三两

以上四味药，捣成细末，分做成四个药丸，用水一升，取一个丸药煎煮，煎煮成七合，连药渣一起服用。服药二十四小时应当下血，若不下血的，可以再服。

方解

**本方与抵当汤所用药物相同，但剂量上相对较小。**

其中，水蛭、虻虫减汤方三分之一，且一剂分为四丸，每次仅服用一丸。另外，抵当丸是由抵当汤所改，其破血作用相对缓和，下瘀之力相比汤药和缓而持久，故服药后"晬时当下血"，若不下血的，可以再服。

# 原文

太阳病，小便利者，以饮水多，必心下悸；小便少者，必苦里急 ❶ 也。

## 词解

❶ 里急：小腹急迫不舒。

## 译义

太阳病，因为饮水过多，致水饮内停，若小便通利的，是水停中焦，一定会出现心悸不宁的见症；若小便短少不通畅的，是水停下焦，一定会出现小腹部胀满急迫不舒的症状。

## 评析

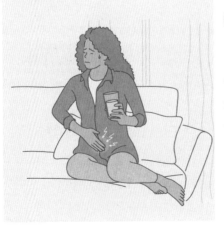

○ 本条讲述了从小便利与不利判断水停的部位。

太阳病，以饮水过多为前提，从小便利与不利，判断水饮内停的部位。若小便通利，则水停中焦，中焦气化不利，饮水停于心下，故"必心下悸"；若小便不利，则水停下焦，下焦气化不利，饮水蓄于下焦，故小腹拘急不舒。

本条中小便利是相对于小便少而言，并不是小便量多的意思。

中医视频课

## 原文

问曰：病有结胸❶，有脏结❷，其状何如？答曰：按之痛，寸脉浮，关脉沉，名曰结胸也。

### 词解

❶ 结胸：证候名，有形之邪凝结于胸腹所致，主要症状是胸脘部疼痛。

❷ 脏结：证候名，由阴寒之邪凝结于脏所致，症状与结胸相似，但性质不同。

### 译义

问：病症有结胸，有脏结，它们会有什么样的表现呢？答：胸脘部按之疼痛，寸部脉象浮，关部脉象沉，叫作"结胸"。

### 评析

◎本条讲述了结胸证的主要脉证。

结胸证为误下所致，病仍在太阳，病位偏上，故寸脉浮；寸脉浮说明阳热在胸，关脉沉说明痰水结于中，邪热内陷与胸中痰水互结于胸脘，故胸脘部按之则痛。

结胸与脏结是两类性质不同的证候，结胸证为邪热与痰水结聚于胸脘所致，属阳、属实、属热为多；脏结证则是脏气虚衰，阴寒凝结所致，属阴、属虚、属寒；两者性质完全相反，因症状在临床上有相似之处，故需要做出鉴别。

## 原文

何谓脏结？答曰：如结胸状，饮食如故，时时下利，寸脉浮，关脉小细沉紧，名曰脏结。舌上白胎滑❶者，难治。

### 词解

❶ 舌上白胎滑：舌上苔白而滑。

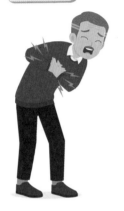

## 译义

什么叫脏结证？答：和结胸证的症状相似，但饮食如常，经常腹泻，寸部脉象浮，关部脉象小细沉紧，叫作脏结证。舌上苔白而滑的，不容易治疗。

## 评析

◎本条讲述了脏结的主要脉证。

脏结证也有与结胸证相似的症状，如心下硬满按之痛，寸脉浮。此外，还有"饮食如故"，即饮食情况如结胸证一般，饮食不佳。脏结证的病机是太阳病误用攻下，阴寒之邪结于脏，致使脏气虚寒，中虚邪盛，阳气衰微，不能运化。脾不运化则饮食不佳，经常腹泻；中州虚寒，故关脉小细沉紧；邪由表入，故寸脉浮；脏结为阴寒之证，且舌苔白为寒，滑为阴盛，是阴寒更重的表现，故难治。

## 原文

脏结无阳证❶，不往来寒热，其人反静，舌上胎滑者，不可攻也。

## 词解

❶ 阳证：发热、口渴等热象。

## 译义

脏结无发热、口渴等阳热证证候，也不见往来寒热，患者不烦躁而安静，舌苔滑，治疗时不能用攻下法。

## 评析

◎本条讲述了脏结证的症状、性质及治疗禁忌。

脏结证没有发热、口渴、心烦等阳热证证候，亦没有往来寒热的少阳证，说明本证纯阴无阳。邪结在里，本应见烦躁不安，但其人反静，可见正阳已无力与邪抗争，而舌苔滑说明阳气大虚。正虚阳衰而阴盛，故此证以救阳为急，不可攻下。

## 原文

病发于阳，而反下之，热入因作结胸；病发于阴，而反下之，因作痞也。所以成结胸者，以下之太早故也。结胸者，项亦强，如柔痓❷状，下之则和，宜大陷胸丸。

### 词解

❶ 痞：指心下痞，证候名，主要症状是胃脘部胀满，按之不痛。

❷ 柔痓："痓"当作"痉"，主要症状是项背强直，角弓反张，有汗者为柔痉，无汗者为刚痉。

### 译义

疾病在表，治疗时却反而用攻下法，邪热内陷，因而形成结胸证。之所以形成结胸，是因为攻下太早的缘故。疾病在里，内无实邪，治疗时却反而用攻下法，因而形成痞证。结胸证，项部拘急不柔和，症状与柔痉相似，用攻下法治疗就可痊愈，适宜用大陷胸丸。

### 评析

○ 本条讲述了结胸证与痞证的成因以及结胸病位偏上的证治。

胃阳素盛，体质健壮的人，若兼有水饮停滞，患太阳表证而攻下，致使邪热内陷，与痰饮相结，易形成结胸证；胃阳不足，体质较弱的人，患太阳表证而攻下，重伤胃气，邪气内陷，结于心下，易形成痞证。太阳表证误用攻下太早，引邪热入里，热入与痰水相结形成结胸，而痞证因患者体质差，胃阳虚，无可下之理，故无下早下迟之说。对于结胸证与痞证的形成，既有因误下所致的情况，也有

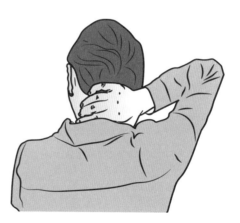

不是因误下所致的邪气内入而形成的情况，临床当以脉证为判断依据。

结胸证，必见心下硬满疼痛。本条中"结胸者，项亦强，如柔痉状"说明患者还有项部拘急不柔和，俯仰不能自如等类似柔痉的临床症状，这是因为热与邪相结，病位偏上，邪结于高位，致使项背经脉受阻所致。治疗时当以大陷胸丸攻逐水热，水热去，心下硬满疼痛即除；津液通达，项部转柔，故曰"下之则和"。

结胸症，其脉浮大者，不可下，下之则死。

译义

结胸证，脉象浮大的，治疗时不能用攻下法，若攻下，就会导致患者死亡。

评析

○本条讲述了结胸证脉浮大者，禁用攻下。

结胸证的主要脉证是寸脉浮，关脉沉，兼见心下硬满疼痛。而本条中的脉象浮大，不是指寸脉浮，而是寸、关、尺三脉俱浮。关于脉浮大不可下的原因有二：一是脉象浮大有力，此为表邪未尽，当先解表，后攻里，若使用下法，则会导致表邪内陷，正气损伤，病情加剧；二是脉象浮大无力，此为正虚邪盛，若不顾正虚而直接使用攻下法，则会导致正气衰亡，故曰"下之则死"。本条当是浮大无力。

结胸症悉具，烦躁者亦死。

译义

结胸证的症状都已具备，若出现烦躁不宁的，也属于死候。

评析

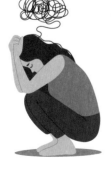

○本条讲述了结胸证兼见烦躁者，预后不良。

结胸证悉具，即患者具有心下硬满疼痛，或不大便，或舌燥而渴，日晡小有潮热等证候，这说明邪气盛实，病情已十分严重。若出现烦躁不宁，则表明邪结已深，是正不胜邪的征象，此时攻下则正气不支，不攻则邪实不去，补泻两难，故预后不良。

本条告诫医者，结胸证治疗应当及时，若待病症悉具，为时晚矣。

太阳病，脉浮而动数，浮则为风，数则为热，动则为痛，数则为虚。头痛发热，微盗汗出，而反恶寒者，表未解也。医反下之，动数变迟，膈内拒痛，胃中空虚，客气❶动膈，短气躁烦，心中懊恼，阳气❷内陷，心下因硬，则为结胸，大陷胸汤主之。若不结胸，但头汗出，余处无汗，剂颈而还❸，小便不利，身必发黄。

### 词解

❶ 客气：指外来的邪气。

❷ 阳气：表邪而言，不是指正气。

❸ 剂颈而还："剂"同"齐"，汗出到颈部而止。

### 译义

太阳病，脉象浮而动数，脉浮主风邪在表，数主有热，动脉主痛，数又主虚。症见头痛发热，轻微盗汗，反而怕冷，这是太阳表证未解除。医者本应该从表论治，却反而用攻下法治疗，由于胃中空虚而无实邪，误下后邪气内陷，邪热与水饮相结于胸膈，所以出现脉动数变迟，胸胁心下疼痛拒按，短气，烦躁不安，这样就形成了结胸证，用大陷胸汤主治。如果没有形成结胸，仅见头部汗出，到颈部为止，小便不通畅，身体发黄的，则是湿热郁蒸发黄症。

### 评析

◦ 本条讲述了太阳病误下的不同转归以及结胸证的证治。

太阳病，脉浮而动数，脉浮主表，动为邪盛主痛，数为体表有热，浮脉与数脉并见，为风邪盛而表热，里无实邪，必见身体疼痛，故曰"动则为痛"。数虽主热，但并未与有形之实邪相结，故又曰"数则为虚"，这是在说里无实邪，而并非正气亏虚。"头痛发热"为表证，"微盗汗出"是阳邪较盛，且有入里之势，属少阳有热。若邪全传里，则恶寒当罢。而今"反恶寒"说明表邪未尽入里，故曰"表未解也"。

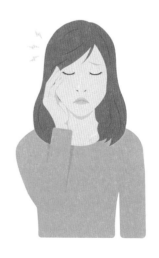

太阳病，表邪未解，本不当下，然医者反用下法，故导致变证。误下后，邪气内陷，邪热与水饮相结于胸膈，形成结胸证。邪陷热结，故脉由动数变为迟；水热阻结于胸中，气机不通，故"膈内拒痛"；误下损伤胃气，致胃中空虚，热邪乘虚而犯胸膈，故曰"胃中空虚，客气动膈"；胸为气海，气机不利则出现短气；邪热内扰，心神不安，故见烦躁，心中懊恼。"心下硬"说明邪热与痰水相结之势已成，治疗宜用泄热逐水破结的大陷胸汤。

热为阳邪，邪热散漫于肌肤，汗不得出，故见身无汗，或"但头汗出，余处无汗，剂颈而还"。湿为阴邪，本可从小便下，但热湿蕴结，难以下行，故小便不利。热与湿相熏蒸于内，而邪无出路，则郁而发黄，故曰"身必发黄"。

# 原文

伤寒六七日，结胸热实❶，脉沉而紧，心下痛，按之石硬者，大陷胸汤主之。

## 词解

❶ 结胸热实：结胸证的性质属热属实，与寒实结胸证不同。

### 译义

外感病六七天后，形成热实结胸证，脉象沉而紧，胸脘部疼痛，触按时像石头一样坚硬的，用大陷胸汤主治。

## 评析

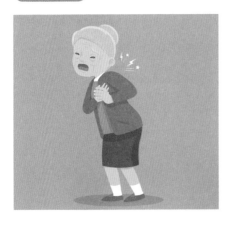

◉ 本文讲述了大结胸证的证治。

结胸证并非都因误下而成。本条中患者伤寒六七日，未经误下，因治疗不及时，致使邪热内陷，热与水相结，形成结胸证。脉沉而紧为热实结胸当见之脉，另外，患者心下疼痛，触按如石般坚硬，此为结胸证的主要脉证，故用大陷胸汤主治。

## 原文

伤寒十余日，热结在里，复往来寒热者，与大柴胡汤。但结胸，无大热者，此为水结在胸胁也，但头微汗出者，大陷胸汤主之。

### 译义

伤寒十多日，病邪化热内结于里，而又有发热怕冷交替往来出现的，可以用大柴胡汤主治。若只有结胸证症状，外表无大热的，这是水和热相结于胸胁，若只有头上轻微汗出，可以用大陷胸汤主治。

### 评析

○本条讲述了大陷胸汤证和大柴胡汤证的鉴别。

患伤寒十多日未病愈，病邪化热入里，当有热结在里的证候，兼见往来寒热的少阳证，此证属阳明热结兼少阳不和，治疗时当二经同治，以大柴胡汤和解兼攻。

患伤寒十多日未病愈，病邪化热入里，邪热内陷与水相结于胸膈，形成结胸证。虽发热，但无往来寒热的少阳证，也无阳明大热，仅有头部微微出汗，水汽未达全身，此乃热郁水中不能外泄所致，治疗时当以大陷胸汤泻热逐水破结。

## 原文

结胸病，正在心下，按之则痛，脉浮滑者，小陷胸汤主之。

### 译义

小结胸的病位，正当心下胃脘部，用手触按感觉疼痛，脉象浮滑的，用小陷胸汤主治。

**评析**

○本条讲述了小结胸的证治与主方。

本证的病机是痰热互结，性质属实热证。误下邪陷，热与水相结，为大结胸证，症状为心下硬痛，甚则从心下至少腹皆硬满而痛，不可近，且脉寸浮关沉，或沉紧；而本证病位正在心下，按之始痛，乃因热与痰结，范围小而程度轻，故为小结胸。痰热相结，脉象浮滑，治疗当清热消痰，用小陷胸汤。

**方剂**

# 小陷胸汤方

**黄连一两　半夏半升，洗　栝楼实大者一枚**

**上三味，以水六升，先煮栝楼，取三升，去滓，内诸药，煮取两升，去滓，分温三服。**

**组成和用法**

## 小陷胸汤方

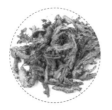

黄连一两

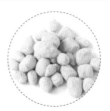

半夏半升
水洗

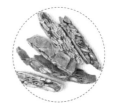

栝楼实大者一枚

以上三味药，用水六升，先放入栝楼煎煮，煎煮成三升，去掉渣滓，再放入其他药物，煎煮成两升，去掉渣滓，分三次温服。

**方解**

本方由黄连、半夏、栝楼实组成，虽仅有三味药材，但配伍精当。方中黄连、栝楼实苦寒，寒以解其热，苦以开其结；半夏辛温，化痰蠲饮，而散其滞结。

134

太阳病，重发汗而复下之，不大便五六日，舌上燥而渴，日晡所小有潮热，从心下至少腹硬满而痛，不可近者，大陷胸汤主之。

太阳表证，反复发汗而又行攻下，出现五六天不解大便，舌上干燥，口渴，午后微有潮热，从心下一直到小腹部坚硬胀满而疼痛，不能用手触摸的，用大陷胸汤主治。

**评析**

◎ 本条讲述了热实结胸兼阳明腑实的证治。

太阳病反复发汗，损伤津液，而又用攻下法，邪热内陷。津伤胃燥，故五六日不大便，舌燥而渴，又见日晡所小有潮热，为阳明里实证。但阳明里实证为绕脐痛，而本条中患者心下至少腹硬满疼痛，此乃大结胸证的症状；故本证乃热实结胸兼阳明腑实。从证候分析，结胸腹痛范围较阳明腑实腹痛范围广，且结胸硬满而痛较阳明腑实痞满而痛更重，故结胸重而急，阳明腑实轻而缓，治疗时当以大陷胸汤逐水破结攻下。

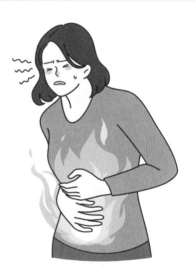

# 第四章 辨阳明病脉证并治

## 原文

问曰：病有太阳阳明，有正阳阳明，有少阳阳明，何谓也？
答曰：太阳阳明者，脾约❶是也；正阳阳明者，胃家实❷是也；
少阳阳明者，发汗、利小便已，胃中燥烦实，大便难是也。

### 词解

❶ 脾约：病名。因胃热乏津，脾之输布功能为胃热所制约，导致肠燥便结。
❷ 胃家实：胃家包括胃与大肠，指胃肠燥实。

### 译义

问：三种不同的病症，有太阳阳明、有正阳阳明、有少阳阳明，各是指的什么？答：太阳阳明证，就是指脾约证，即胃燥津伤而引起的便秘症。正阳阳明，就是指胃家实证，即肠胃燥热积滞成实证。少阳阳明，是指误用发汗、利小便之法，使津液损伤，致津枯肠燥而成实，则形成大便难以解出的病症。

### 评析

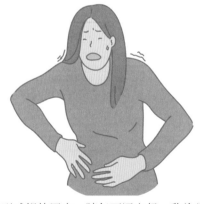

**○本条讲述了阳明病的成因。**

阳明燥实证由于成因不同而分为三种。

太阳阳明是指阳明病由太阳转属而来。津液亏损，胃热肠燥，脾的输布功能受胃热制约，不能为胃行其津液，太阳之邪乘胃燥入阳明胃腑，热与燥互结，形成腑实便秘，称为脾约。

正阳阳明是由阳明本身病变为主所形成的胃家实证。胃有宿食，太阳之邪入里，宿食与燥热互结，形成燥热里实，腑气不通之候，称为胃家实。

少阳阳明是由半表半里热证进一步发展，转化为阳明里热实证。少阳病，本当和解，反用发汗或利小便等方法治疗，津液受伤，少阳之邪乘胃燥转属阳明。胃肠受燥热搏击，雍而成实，以致大便困难。

以上三者虽成因不同，程度不同，但其性质均属于胃中燥热。

阳明之为病，胃家实是也。

阳明热实证的病机，主要是胃肠燥实。

评析

❍本条讲述了阳明病的提纲。

阳明病是由胃家实所形成，胃家包括胃与大肠；实，指邪实。胃腑为水谷之海，多气多血，居于中焦，邪热入胃，无形之热邪弥漫全身，症见发热自汗、不恶寒但恶热、口渴、心烦等，但胃肠中无积滞，属于无形之热；若热邪已入阳明胃腑，热邪与胃肠宿滞相搏，结为燥屎，致使肠道阻滞，症见腹满硬痛、不大便、谵语潮热等，形成腑实热结。以上阳明热邪弥漫，以及肠道燥结不通，均属于邪气实，故阳明病以"胃家实"为提纲。

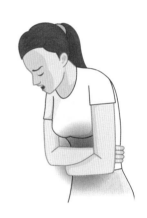

原文

问曰：何缘得阳明病？答曰：太阳病，若发汗，若下，若利小便，此亡津液，胃中干燥，因转属阳明；不更衣❶，内实❷，大便难者，此名阳明也。

词解

❶ 不更衣：不大便。古人如厕后有换衣服的习惯，故更衣是对大便的雅称。

❷ 内实：肠道内有燥屎结滞。

译义

问：阳明病是怎么得的呢？答：患太阳表证，若发汗太过，或误用攻下，或误用利小便之法，导致津液损伤，肠胃干燥，病邪因而传入阳明，出现不大便、肠胃燥结成实、大便困难的，即所谓的阳明病。

问曰：阳明病，外证云何？答曰：身热，汗自出，不恶寒，反恶热也。

**词解**

❶外证：表现在外面的证候。

**译义**

问：阳明病的外在证候表现是什么样的呢？答：是身体发热，自汗，不怕冷，反而怕热。

**评析**

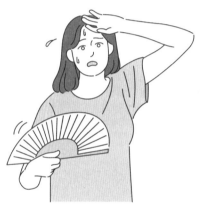

○ 本条讲述了阳明病的外见证候。

事物的发展变化，内外是相互关联的，诊断疾病也是一样，遵循这种规律，既要了解疾病的内在本质，也要诊察疾病的外在表现。本条以问答的方式讲述了阳明病的外见证候，使医者能够全面地认识阳明病，从而更有利于阳明病的辨证。

邪入阳明，热由里向外腾达，必见身热；阳明里热外蒸，热迫津液外渗，腠理开而汗出；阳明热结于里，里热外达，表里俱热，故不恶寒、反恶热；故阳明病的外见证候是"身热，汗自出，不恶寒，反恶热"。

**原文**

问曰：病有得之一日，不发热而恶寒者，何也？答曰：虽得之一日，恶寒将自罢，即自汗出而恶热也。

**译义**

问：有这种情况，在刚患阳明病的第一天，出现不发热而怕冷的，是什么原因呢？答：虽然是阳明病开始的第一天，这种怕冷也会自行停止，旋即有自汗而怕热的证候出现。

○**本条讲述了阳明病初起恶寒。**

　　本条补叙前文，上条所述阳明病外证有身热、汗自出、不恶寒、反恶热，而今阳明病初起，却见不发热反恶寒，说明疾病的变化复杂。

　　阳明经自感外邪，初起阶段也是经表之邪向阳明之里传变，而又未完全入里之时，此时阳气内郁，经气被遏，热尚未盛，故见短暂恶寒。不久阳明里热开始形成，热邪蒸发，恶寒自行解除，其恶寒时间极短便见身热、自汗出、不恶寒、反恶寒等阳明病的外见证候。

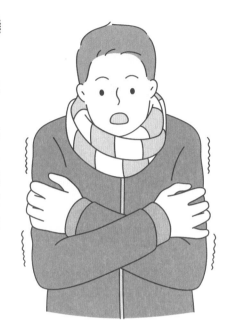

## 原文

　　问曰：恶寒何故自罢？答曰：阳明居中，主土❶也，万物所归，无所复传，始虽恶寒，二日自止，此为阳明病也。

**词解**

❶ 主土：土是五行之一，脾胃隶属于土。由于脾和胃的生理功能以及病态表现的不同，所以有脾属阴土，胃属阳土的分别；又因土的方位在中央，所以说阳明居中主土。

　　问：怕冷的症状为什么能够自行停止？答：阳明在方位上居于中央而隶属于土，土是万物所归，也就是说诸经的病症，都可传入阳明，而很少传变他经。因此，阳明病刚开始时虽有怕冷的症状，第二天就会自行停止，这种情况就是阳明病。

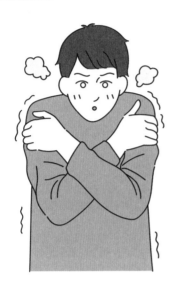

○ **本条讲述了阳明病恶寒自罢的原因。**

阳明居于中焦，按五行属性，其归类属土。阳明胃为水谷之海，营卫气血生化之源，以燥气为本，五脏六腑，四肢百骸，皆滋养于胃，它经邪气皆可归并阳明，其性能就像是五行的土一样，既可长养万物，也是万物之归宿，故曰"万物所归，无所复传"。

正因为阳明病初起时，阳气被郁未伸，故可见短暂的轻微恶寒，待里热外发，则恶寒自止，转见汗出、恶热。本条病机乃阳明燥化，故无论时间长短，恶寒皆可自止，而见阳明特征，故曰"始虽恶寒，二日自止"。

## 原文

本太阳，初得病时，发其汗，汗先出不彻，因转属阳明也。伤寒发热无汗，呕不能食，而反汗出濈濈然❶者，是转属阳明也。

### 词解

❶ 濈濈（jī jī）然：形容汗出连绵不断。

本来属太阳病，在刚起病的时候，使用了发汗的方法，由于汗出不透彻，因而导致邪气内传阳明。患外感病，有发热无汗、呕吐、不能进食的症状出现，是伤寒邪热亢盛的表现，若反而出现不断汗出的，是邪传阳明的标志。

太阳病初起时，使用发汗的方法治疗，本为正治之法，但因汗出不彻，病邪化热入里，内传至阳明，故曰"转属阳明"。汗出不彻是指发汗不够，或发汗时间过短，或乍出乍收，或微汗而未至全身漐漐等。汗出不彻，故不能使腠理宣畅，正气鼓邪外出，病邪停留，随胃气偏盛，而转入阳明。

太阳伤寒发热无汗，是邪在表，属麻黄汤证；呕不能食，是里气不和，太阳表邪有入内的倾向，像是邪气要传入少阳，若呕不能食是少阳之气不利，当有胸胁苦满、往来寒热等少阳症状，而今反汗出濈濈然，此为阳明所出之汗。故濈濈汗出，是邪传阳明的标志。

# 原文

伤寒，脉浮而缓，手足自温者，是为系在太阴。太阴者，身当发黄，若小便自利者，不能发黄。至七八日，大便硬者，为阳明病也。

外感病，脉象浮而缓，手足温暖的，这是病属太阴。太阴寒湿内郁，患者身体应当发黄，若小便通畅的，则湿有出路，而不会发黄；到了第七、第八天，若大便是硬结的，则是湿邪化燥，已转成为阳明病。

## 评析

太阳伤寒，当见脉浮紧，而今脉浮而缓，说明太阳之寒邪已化热。表邪化热且脉象变缓，则有入里之机。今见手足自温，而未有身热或手足厥冷，此为脾经有热的表现，脾主四末，故手足自温为系在太阴。

脾为湿土，若脾经热邪影响水湿运化，则湿热相合而发黄，必见无汗、小便不利等症状。若小便自利，说明湿有出路，水湿不能留于体内，则无法形成湿热，故"不能发黄"。若湿去热留，太阴之热七八日未解，外出阳明，从燥化而见大便干结，说明太阴转出阳明，故为阳明病也。

## 原文

阳明中风，口苦，咽干，腹满微喘，发热恶寒，脉浮而紧，若下之，则腹满小便难也。

## 译义

阳明感受风邪，出现口苦、咽喉干燥、腹部胀满、微微气喘、发热怕冷、脉象浮紧症状的，不能攻下。若误行攻下，就会使腹部胀满更加厉害，小便不易解出。

### 评析

○本条讲述了阳明中风兼表，禁用下法。

阳明中风为风热之邪，故初病可见口苦、咽干，此为少阳胆热症状；阳明热壅气滞，故腹满微喘；阳明在外之邪未解，故见发热恶寒、脉浮而紧。治疗时当先表后里，或表里同解。若忽视发热恶寒、脉象浮紧等表证，急用下法，则为下之太早，此必然会导致表邪内陷，胃气愈滞，故而使腹满更甚；误下伤津，故小便难。

## 原文

阳明病，若能食，名中风；不能食，名中寒。

## 译义

阳明病，如果能够饮食的，是胃中有热，水谷能够消化，称为中风；如果不能饮食，是胃中虚寒，水谷不能消化，称为中寒。

### 评析

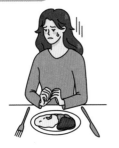

○本条讲述了阳明病中风、中寒的辨证依据。

胃主纳，故胃有寒热必然会反映在饮食方面。能食，说明胃阳素旺，阳能化谷；风为阳热之邪，热则消谷，故能食，名为中风；不能食，说明胃阳素弱，不能化谷；寒为阴邪，易伤胃中阳气，胃阳伤则不能化谷，故不能食，名为中寒。

## 原文

阳明病，不能食，攻其热必哕❶。所以然者，胃中虚冷故也。以其人本虚，攻其热必哕。

### 词解

❶ 哕：呃逆呕吐。

### 译义

阳明中寒证，不能进食，若误用苦寒药泄热，呃逆就会产生。这是胃中虚寒的缘故。由于病人胃气本虚，又再用苦寒泄热，必使胃气更虚而产生呃逆的变证。

### 评析

○ 本条讲述了阳明中寒证误治的变证。

阳明病，"不能食"，有实热和虚寒的不同。热实证是燥热结实，腑气不通所致，治宜攻下；虚寒证则是胃中虚冷，不能纳谷，治宜温中。从"攻其热必哕"可知，本条中"不能食"是胃中有寒所致。患者胃气本虚冷，若误攻其热，则会导致中气更虚，胃气上逆，故而发生呕逆。

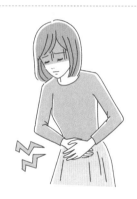

## 原文

阳明病，脉迟❶，食难用饱，饱则微烦，头眩❷，必小便难，此欲作谷疸。虽下之，腹满如故，所以然者，脉迟故也。

### 词解

❶ 脉迟：脉搏跳动缓慢。
❷ 头眩：头晕眼花。

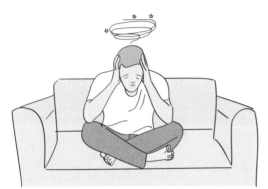

**译义**

阳明病，脉象迟，饮食不能吃饱，饱食就会微感心烦，头晕眼花，小便必然困难不畅，这是将要发作谷疸。虽然用了泻下法，而腹部胀满仍和原来一样之所以会这样，是因为脉迟的缘故。

**评析**

○**本条讲述了阳明虚寒，欲作谷疸的脉证。**

阳明病脉迟，迟主寒，脉迟乃阳明中寒之象。本证脉迟腹满，是中阳不足，寒湿内阻所致，若因腹满而使用下法，则中焦受损更重，故而腹满如故。通常来讲，阳明中寒本不能食，此虽能食，但不能饱食，说明胃中虚寒；脾胃虚寒则水湿内停，不能消谷，若强求饱食，则会导致胃气郁遏，水谷不化而反生湿邪。寒湿凝滞，气机不利，升降失常，故发微烦：中焦既阻，则清阳不升，故头眩；谷气不消，湿热搏结影响膀胱气化，下焦之气不行，水道不通，故小便难。寒湿郁滞不化，时间久了就有可能会发生黄疸，故曰"此欲作谷疸"。

## 原文

阳明病，反无汗，而小便利，二三日呕而咳，手足厥者，必苦头痛；若不咳不呕，手足不厥者，头不痛。

**译义**

阳明病，若属实热证，应当汗多，现在却反而无汗，并见小便通畅，是阳明中寒证。病至二三日，出现呕吐、咳嗽、手足厥冷的，为寒邪上逆，就一定会头痛；若不咳嗽、不呕吐、手足不冷的，为寒邪不上逆，就不会头痛。

144

○ 本条讲述了阳明中寒，饮邪上干的证候及辨证。

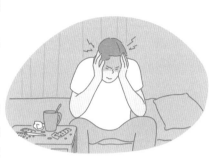

阳明病反无汗，非虚即湿，今小便利，说明三焦
水道通利，可知本证属阳明虚寒。本证是胃家虚寒，
阳虚阴盛，阴邪上逆所致。寒饮上犯，胃气上逆则呕；
肺气不降则咳；阳虚不能充养四末，则手足厥冷；病
势向上侵犯，上蒙清阳则头痛；反之，若阳明气虚
不甚，不见呕吐、咳嗽、四肢厥冷的，则水寒之气不
向上逆，因而也就不会头痛。

# 原文

阳明病，但头眩，不恶寒，故能食而咳，其人咽必痛。
若不咳者，咽不痛。

## 译义

阳明病，头晕目眩，不怕冷，属阳明中风证，故可以饮食。若有咳嗽出现的，为热
邪上攻，患者咽喉一定疼痛；若不咳嗽的，则热邪不上攻，咽喉不痛。

评析

○ 本条讲述了阳明热邪上扰的证候及辨证。

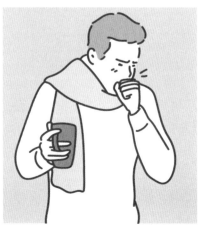

阳明病中风，由于感邪后入里化热，热邪上扰于头，
故头晕目眩；阳明热盛于内而蒸腾于外，故不恶寒；阳
明热盛可消谷，故能食；热邪上迫于肺，肺失清肃故咳；
热邪循经上咽喉，则咽必痛；若不咳则咽不痛，说明咽
痛是由咳所引起。

阳明病，本自汗出，医更重发汗，病已差❶，尚微烦不了了者，此必大便硬故也。以亡津液，胃中干燥，故令大便硬。当问其小便日几行，若本小便日三四行，今日再行，故知大便不久出。今为小便数少，以津液当还入胃中，故知不久必大便也。

**词解**

❶ 差：通"瘥"。临床症状已经解除，而尚未康复。

**译义**

阳明病，本来就有汗自出的症状，医生又重复用发汗法，病症虽然已经解除，但还有微烦不适的，这必定是大便干硬未得排解的缘故。因为汗出过多而津液耗伤，肠中干燥，所以使得大便干硬。这时应当询问患者一日小便几次，如果小便本来一日三四次，现在一日只有两次，就可知道大便不久自出。现据小便次数减少，推知津液应当还在肠中，所以知道大便一定会很快排出。

**评析**

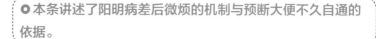

⚪本条讲述了阳明病差后微烦的机制与预断大便不久自通的依据。

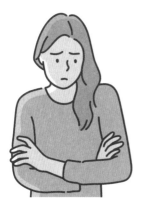

阳明病本自汗出，医者又重复用发汗法，必耗伤津液。然虽属误治，发汗后汗出暂时减少，邪气也已去，故"病已差"。其实不然，发汗之后津液耗伤更甚，致使胃中干燥，肠道失润，故而便硬。胃中干燥，腑气不畅，胃气不和，邪热入里，故而出现"微烦不了了"之证。

因二便相关，故此时当问患者小便情况。若小便次数较之前减少，说明津液输布已恢复正常，津液已还入胃中，肠胃有津液濡润，可知大便不久便出。

本条以小便次数的多少推测胃肠津液的回复情况，对临床治疗便秘有一定的指导意义。

## 原文

伤寒呕多，虽有阳明证，不可攻之 。

### 词解

❶ 攻之：此处指泻下。

### 译义

伤寒病，呕吐剧烈的，虽然有阳明腑实证，治疗时也不能用攻下法。

### 评析

○本条讲述了伤寒呕多，禁用攻下。

呕吐乃少阳主症，因少阳病禁下，故虽有阳明里实证，也不可使用攻下法。"伤寒呕多"即呕逆的症状明显，这是胃气上逆的反映，说明邪气在表在上，若过早使用攻下，则徒伤胃气，反引邪入里，故不可攻。

## 原文

阳明病，心下硬满者，不可攻之。攻之利遂不止者死，利止者愈。

### 译义

阳明病，胃脘部硬满的，治疗时不能用攻下法。误用泻下而致腹泻不止的，有生命危险；腹泻停止的，疾病就会痊愈。

### 评析

○本条讲述了阳明病心下硬满,禁用攻下。

心下指胃脘部。阳明病，心下硬满，即胃脘部硬满，表明邪结在胃，而肠腑乃无形热气壅滞，故不可攻下。若误用攻下，不仅心下硬满不除，还必当损伤中气，中虚气陷，发生下利的变证。若泻利不止，则脾胃之气有降无升，预后不良，故云"利遂不止者死"。若攻下之后，虽有下利，但能自止，则脾胃之气未败，尚有向愈的可能，故曰"利止者愈"。

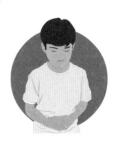

阳明病，面合色赤❶，不可攻之；必发热，色黄者，小便不利也。

**词解**

❶ 面合色赤：满面通红。

**译义**

阳明病，满面通红的，治疗时不能用攻下法。误用攻下就会产生发热、肌肤发黄、小便不通畅的变证。

**评析**

○本条讲述了阳明病面合色赤禁用攻下。

阳明病，满面通红，是火热之邪郁于阳明经脉，不得宣泄而向上熏蒸的缘故。热蒸于上，郁热于经，肠腑燥结未成，故禁用攻下。若误用攻下，脾胃之气必虚，脾虚不运则生湿，在上在外的热邪与在里之湿相合，湿热郁蒸，则发热身黄；水湿不能输运下行，则小便不利。

**原文**

阳明病，不吐不下，心烦者，可与调胃承气汤。

**译义**

阳明病，没有经过涌吐和泻下法治疗，而见心中烦躁不安的，可以给予调胃承气汤。

**评析**

○本条讲述了胃家实热上扰心烦的证治。

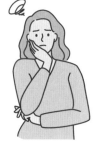

阳明病，未经吐下而心烦不安，这是胃肠燥热壅结所致。胃脉通于心，胃热炽盛，循经上扰，故心烦。本证除心烦外，必有腹满、便秘、舌苔黄燥等症状，故用调胃承气汤泻其燥实。

## 原文

　　阳明病，脉迟，虽汗出不恶寒者，其身必重，短气，腹满而喘，有潮热者，此外欲解，可攻里也。手足濈然汗出者，此大便已硬也，大承气汤主之。若汗多，微发热恶寒者，外未解也，其热不潮，未可与承气汤；若腹大满不通者，可与小承气汤，微和胃气，勿令至大泄下。

**译义**

　　阳明病，脉象迟，汗出而不怕冷，身体沉重，短气，腹部胀满，喘息，若发潮热的，这是表证即将解除而已成里实，可以攻下里实。若手足不断汗出的，这表明大便已经硬结，用大承气汤主治。若出汗较多，轻微发热而怕冷的，这是表证未解，患者不发潮热，不能用承气汤攻下；若腹部胀满厉害、大便不通的，可用小承气汤轻微泻下来和畅胃气，而峻泻药攻下不可用。

**评析**

　○本条讲述了阳明病可否攻下的辨证，以及大、小承气汤的运用。

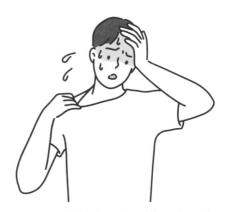

　　阳明病，脉迟，是内实之象。阳明腑实之燥热与糟粕相搏，使肠道阻塞，腑气不通，气血流行受阻，脉道不利，故脉必沉而有力；"虽汗出而不恶寒"，可知表证已解，而热归阳明；阳明里实热盛，阳气阻塞，气机壅滞，故见身重；肠实胃满，邪热上迫，壅塞于肺，故短气腹满而喘。若见潮热，说明腑实已成，可攻下里实；若在上述证候的基础上，又见手足不断汗出，表明大便已经硬结，以大承气汤攻下。

　　若无潮热，而见微发热，说明里热未盛，又见恶寒，说明表证未罢。表证未解除，不可攻里，且不仅不可用大承气汤，凡属下法，均为禁忌。

　　若表证已解，而腹部胀满厉害，大便不通，是阳明腑实，且痞满显著。因无潮热，故内热较轻，燥结不甚，可用小承气汤微和胃气，而舍大承气汤之峻攻。

# 大承气汤方

大黄四两，酒洗　　厚朴半斤，炙，去皮　　枳实五枚，炙

芒硝三合

上四味，以水一斗，先煮二物，取五升，去滓，内大黄，更煮取二升，去滓，内芒硝，更上微火一两沸，分温再服。得下，余勿服。

## 组成和用法

### 大承气汤方

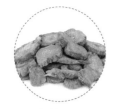

**大黄四两**

用酒洗

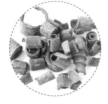

**厚朴半斤**

炙，去皮

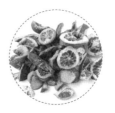

**枳实五枚**

炙

**芒硝三合**

以上四味药，用水一斗，先加入厚朴、枳实煎煮成五升，去掉渣滓，再加入大黄，煎煮成二升，去掉渣滓，加入芒硝，然后放在小火上煮一二沸，分两次温服。服药后大便已通，停止再服余下的药。

## 方解

**本方由大黄、厚朴、枳实、芒硝组成。**

方中厚朴苦温，可行气消满；枳实苦寒，可下气消痞；两者合用可通达肠胃之气。大黄苦寒，可泻下热结；芒硝咸寒，可软坚润燥；大黄、芒硝后入，可在前二药的推动下，起到荡涤肠胃，推陈致新的目的。本方用于治疗阳明腑实证重势急者，效果显著。

服用本方后，若大便已下，还需检查腹部情况，尤其是肚脐周围的情况。若大便泻下量不多，且肚脐周围仍硬满疼痛，此为燥结未尽，可继续服药；若大便泻下较多，腹部不痛不硬，此为燥结已尽，当停止服药。

# 小承气汤方

大黄四两，酒洗　厚朴二两，炙，去皮　枳实三枚，大者，炙

上三味，以水四升，煮取一升二合，去滓，分温两服。初服汤当更衣，不尔者尽饮之。若更衣者，勿服之。

## 组成和用法

### 小承气汤方

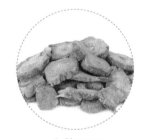

**大黄四两**
用酒洗

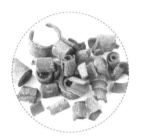

**厚朴二两**
炙，去皮

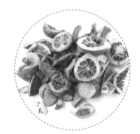

**枳实三枚大的**
炙

以上三味药，用水四升，煎煮成一升二合，去掉渣滓，分两次温服。服第一次药应当排大便，若服药后大便不解，可服完剩下的药。若大便已通，不要再服用剩下的药。

## 方解

**本方由大黄、厚朴、枳实组成。**

方中大黄泻下阳明热结，厚朴行气消满，枳实下气消痞。厚朴、枳实合用，可协同发挥行气导滞之功效，还可增强大黄的泻下作用。本方大黄倍厚朴，以气药为臣，其泻下之力稍弱；另外，本方三药同煎，大黄的泻下之力变缓。

## 原文

夫实则谵语 ❶，虚则郑声 ❷，郑声者，重语也。直视谵语，喘满者死，下利者亦死。

### 词解

❶ 谵语：语言错乱，语无伦次，声音粗壮。

❷ 郑声：语言重复，没有变化，说过又说，声音低微。

### 译义

谵语一般属实；郑声一般属虚。所谓郑声，就是语言重复。如果两目直视而谵语，又兼见气喘胀满的，属于死候，如兼有下利的，也属于死候。

### 评析

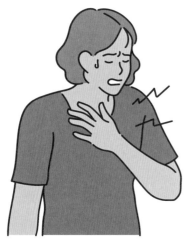

◎本条讲述了谵语和郑声的虚实属性及死候的辨证。

谵语和郑声均属于意识不清状态下的胡言乱语。其区别在于，谵语是邪热亢盛，上扰心神所致，其声高朗，且语无伦次，此证多见于热实病症的严重阶段，属实；郑声是经气内夺，心神失养所致，其声低微，且语言重复，此证多见于虚衰病症的后期阶段，属虚。

谵语为邪热上扰心神所致，更兼阴液消耗过甚，精气无法上注于目，致使眼球不能随意转动，故而直视；胃肠燥热上迫于肺，可见喘满，阴竭阳脱也可见喘满；直视、谵语、喘满均属于危重病症，三者同时出现，则为死候。若直视谵语，又复见下利，利更伤阴，是中气衰败，阴竭阳亡的征象，亦属死候。

本条中"死"意为病情危重，治疗困难。随着如今医学的发展，尚有救治的可能，故不可拘泥于"死症"之说，而束手待毙。

## 原文

发汗多，若重发汗者，亡其阳 ❶，谵语，脉短 ❷ 者死；脉自和 ❸ 者不死。

## 词解

❶ 亡其阳：此处指亡心阳。

❷ 脉短：脉形短，是上不至寸，下不至尺，只有关脉搏动。

❸ 脉自和：与脉短相对而言，也就是脉象平和，尚属正常。

## 译义

发汗太过，或重复发汗，大伤阳气，出现谵语，脉象短的，属于死候；若脉与症相应的，不属死候。

## 评析

○ 本条讲述了亡阳谵语，以脉象判断生死预后。

阳明里热亢盛，本就出汗较多，若医者再误用发汗，迫使津液外泄，汗出过多，伤阳且伤阴。所谓"亡其阳"，即阳伤程度较重，心阳亡而神明无主，语言妄乱，故而谵语。

脉短者，为上不及寸，下不及尺，仅关脉搏动，这是气血津液俱竭，阴阳离决，故断为死候；若脉象尚未出现短脉，六部脉虽弱犹存，即"脉自和"，说明症势虽重，却未到阴阳离决的地步，若及时抢救，尚有治愈的希望，故曰"脉自和者不死"。

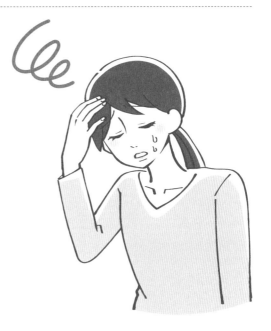

## 原文

阳明病，其人多汗，以津液外出，胃中燥，大便必硬，硬则谵语，小承气汤主之；若一服谵语止者，更莫复服。

阳明病，因患者出汗太多，以致津液外泄，肠中干燥，大便必定硬结，大便硬则会发生谵语，可用小承气汤主治。如果服一次药后谵语停止，就不要再服剩下的药。

## 评析

**◎ 本条讲述了阳明病多汗伤津致便硬谵语的证治。**

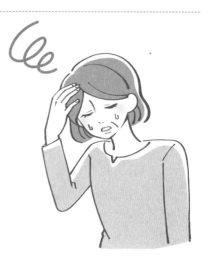

阳明病里热炽盛，热蒸迫津液外泄，故其人汗多；汗多则胃中津液更伤，肠中津液减少而失润，致使胃中干燥，大便干燥硬结；浊热之气上攻，扰乱心神，故而发生谵语。此谵语为便硬所致，故治宜下法。因本证属燥热初结，仅见大便硬、谵语等症，故不宜用峻攻的大承气汤，只需用小承气汤和其胃气。服用小承气汤后，若谵语得止，则可停药观察。此医嘱意在强调得效即止，避免过剂伤正，防止另生他变。

## 原文

阳明病，下血谵语者，此为热入血室，但头汗出者，刺期门，随其实而泄之，濈然汗出则愈。

## 译义

阳明病，经行下血并有谵语，这是热入血室，若只是头部出汗，当针刺期门穴，以泄去实邪，若周身汗出连绵不断，就可痊愈。

## 评析

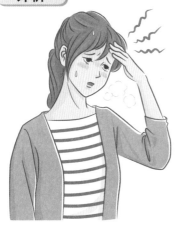

**◎ 本条讲述了阳明病热入血室的证治。**

阳明病谵语，多为阳明腑实证。但本证谵语而见下血，是阳明热盛，深入血分，损伤阴络的缘故。热邪乘虚与血相搏，结于血室。本证因邪热入血，血为热迫，故便血；内热上蒸，故头上汗出；血热上扰心神，故发谵语。

血室隶于肝脉，肝主藏血，期门为肝经募穴，故治疗当刺期门以泻血热，使营卫调和，阴阳平衡。若刺后周身濈然汗出，热随汗泄而病愈。

中医视频课

## 原文

伤寒四五日，脉沉而喘满，沉为在里，而反发其汗，津液越出，大便为难，表虚里实，久则谵语。

### 译义

外感病四五日后，出现脉象沉、气喘、腹部胀满的症状。沉脉是病在里，却反而用发汗法治疗，以致津液随汗外泄，大便因而困难。汗出为表虚，便难为里实，时间延久，就会发生谵语。

### 评析

○本条讲述了阳明里实误汗的病理变化。

伤寒四五日，脉沉而喘满，是邪气离表入里转化为阳明里实证。本证属里热实证，而医者反用汗剂以发其汗，更助里热，以致津液外泄，胃肠干燥，于是大便难。所谓表虚，是指不当汗而误汗，汗出而津液外越，腠理疏松；所谓里实，是指胃肠燥结，大便不通；时间愈久，津液愈耗，里热愈炽，浊热上扰心神，故曰"久则谵语"。

## 原文

三阳合病❶，腹满身重，难以转侧，口不仁❷，面垢❸，谵语，遗尿。发汗则谵语；下之则额上生汗，手足逆冷。若自汗出者，白虎汤主之。

### 词解

❶ 三阳合病：太阳、少阳、阳明三经同时发病。

❷ 口不仁：言语不利，食不知味。

❸ 面垢：面部油垢污浊。

### 译义

太阳、阳明、少阳三经合病，腹部胀满，身体沉重，转侧困难，口中麻木不仁，面部油垢污浊，神志不清，胡言乱语，小便失禁，如见身热、自汗出的，是邪热偏重于阳明，用白虎汤主治。若用发汗法治疗，就会使谵语更甚；若妄行攻下，就会造成额上出汗，四肢冰冷的变证。

155

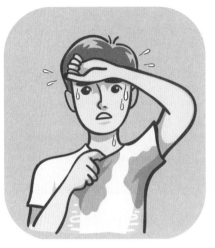

○ 本条讲述了三阳合病偏重阳明的证治及禁例。

三阳合病，是因邪热壅盛而同时侵及三阳。太阳经行于背，阳明经行于腹，少阳经行于胁，三阳经均被邪热所困，故腹满身重，难以转侧；胃热炽盛，津液消耗，故口不仁；足阳明之脉循于面部，手阳明之脉亦上行于面部，阳明邪热壅滞，胃肠浊气熏蒸上泛，故面垢；胃热循经上扰神明，故见谵语；热迫太阳之腑，故小便失禁。阳明热盛而迫津外渗，故见自汗。三阳合病，邪热充斥上下内外，且以阳明热盛为主，治疗应独清阳明之热，用白虎汤主治。

本证表里皆热，故不可发汗解表，或泻下攻里。若妄发其汗，则津液外泄，里热愈炽，谵语更甚；若妄用下法，则阴竭而阳无所依附，可见亡阳而额上生汗，阳不达四肢而手足逆冷。

# 原文

二阳并病，太阳证罢，但发潮热，手足漐漐汗出，大便难而谵语者，下之则愈，宜大承气汤。

## 译义

太阳、阳明两经并病，太阳表证已解，仅见发潮热，手足微微出汗，大便解出困难而谵语的，是属阳明里实，攻下里实则可痊愈，适宜用大承气汤治疗。

### 评析

○ 本条讲述了二阳并病，表邪已解的证治。

二阳并病，即先病太阳，后病阳明。太阳之邪未解，化热入里而形成阳明病，此时太阳表证未罢，而又出现阳明病，称为"二阳并病"。二阳并病，治疗须遵循先表后里的原则。而本条虽为二阳并病，但太阳表证已罢，仅见潮热、手足漐漐汗出、大便难而谵语，说明邪热已尽并于胃，全是阳明里实的证候，故治疗时当用大承气汤攻下，泻燥热以存津液。

阳明病，脉浮而紧，咽燥口苦，腹满而喘，发热汗出，不恶寒，反恶热，身重。若发汗则躁，心愦愦，反谵语；若加温针，必怵惕❷烦躁不得眠；若下之，则胃中空虚，客气动膈，心中懊侬，舌上胎❸者，栀子豉汤主之。

### 词解

❶ 愦愦（kuì）：烦乱的意思。

❷ 怵惕：恐惧貌。

❸ 舌上胎者：舌上有黄白薄腻苔垢。

### 译义

阳明病，脉象浮而紧，咽喉干燥，口味苦，腹部胀满而气喘，发热汗出，不怕冷，反而怕热，身体沉重。如误用发汗，就会出现心中烦乱不安，甚或神昏谵语的变证；如误用温针，就会导致恐惧不安，烦躁失眠的变证；如误用泻下，则胃气损伤，邪热扰于胸膈，引起心中烦躁厉害，舌上生黄白薄腻苔，可用栀子豉汤主治。

### 评析

○ 本条讲述了阳明热证误治后的各种变证，以及下后热留胸膈的证治。

"阳明病，脉浮而紧"，似太阳伤寒之脉，但又见"发热汗出，不恶寒，反恶热"等阳明外证，由此可知，此非太阳表不解，而是阳明邪热壅盛于里的反映。然脉见浮紧，症见咽燥口苦，似是太阳脉与少阳证，但仔细辨别，脉虽浮紧但无恶寒发热之太阳表证，虽有咽燥口苦但无往来寒热等少阳证，故可断其为阳明经初受邪，证虽变而脉未变。热蒸于上而津液伤，故"咽燥口苦"；热壅于里而气机不利，故"腹满而喘"；阳明主一身肌肉，热盛伤气，邪热充斥于全身内外，经气不利，故"身重"。

本证属阳明热证，若用发汗法治疗，津伤热炽，扰动心神，神失濡养，则会导致心中烦乱不安，甚或神昏谵语的变证；若用温针法治疗，是以热助热，内劫心神，则会导致恐惧不安，烦躁失眠的变证；若使用攻下法治疗，徒伤胃肠，无形之邪热乘虚内扰胸膈，故曰"胃中空虚，客气动膈"，邪热扰于胸膈，必心中懊侬，舌上生胎，或黄或白，或黄白相兼。本证治疗时宜用栀子豉汤，可清宣胸膈郁热，以除烦侬。

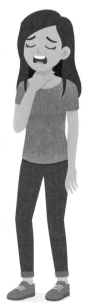

## 原文

若渴欲饮水，口干舌燥者，白虎加人参汤主之。

### 译义

如果误下后热盛津伤，出现口渴想喝水，口干舌燥的，用白虎加人参汤主治。

### 评析

○ 本条讲述了阳明热盛津伤的证治。

本条承接上条。热邪入中焦，胃中津液严重受损，邪热炽盛，故见口干舌燥，渴欲饮水的证候。治疗当用白虎加人参汤。白虎汤清解邪热，加人参补气生津止渴，邪热清，津液复，则渴欲饮水、口干舌燥等症自除。

## 原文

若脉浮发热，渴欲饮水，小便不利者，猪苓汤主之。

### 译义

如果误下后出现脉浮、发热、口渴想喝水、小便不通畅的，属阴伤有热、水热互结于下焦，用猪苓汤主治。

### 评析

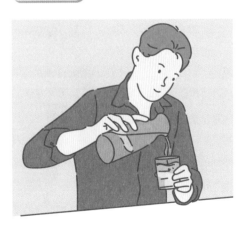

○ 本条讲述了阴虚有热，水热内结的证治。

本条承接前两条。阳明热证误下后，正气与津液受损，热邪不除而反入下焦，与水热相结。热为阳邪，气腾于外，故脉浮发热；津液损伤，水热内蓄，津液不能上达，故见渴欲饮水；水热互结，下焦气化不利，水道不畅，故见小便不利。本证因热误下，三角水道不畅，津伤与水停并见，故用猪苓汤滋阴清热利水。

# 猪苓汤方

猪苓，去皮　茯苓　泽泻　阿胶　滑石碎，各一两

上五味，以水四升，先煮四味，取二升，去滓，内下阿胶烊消，温服七合，日三服。

## 组成和用法

猪苓汤方

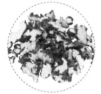  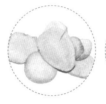  

| 猪苓一两 | 茯苓一两 | 泽泻一两 | 阿胶一两 | 滑石一两 |
|---|---|---|---|---|
| 去皮 | | | | 打碎 |

　　以上五味药，用水四升，先放入猪苓、茯苓、泽泻、滑石四味药煎煮至二升，去掉渣滓，再加入阿胶烊化溶解，每次温服七合，一日服用三次。

## 方解

　　本方由猪苓、茯苓、泽泻、阿胶、滑石组成。

　　方中猪苓、茯苓、泽泻利水通淋，茯苓还可安神定志；阿胶味厚而甘，可养阴滋燥；滑石性滑，可去热利水，导热下行。诸药合用，可共奏清热、益阴、利水之功效。

阳明病，汗出多而渴者，不可与猪苓汤，以汗多胃中燥，猪苓汤复利其小便故也。

## 译义

阳明病，汗出多而口渴的，属汗多津伤、胃津不足的口渴，不能用猪苓汤治疗。因为猪苓汤能够通利患者小便，而进一步损伤津液。

### 评析

○ **本条讲述了猪苓汤的禁例。**

阳明病里热亢盛，热迫津液外渗，汗出过多，津液损伤，胃中必燥。燥热扰胃，化源不足，津液不能上布，故"汗出多而渴"，小便不利。本证口渴乃燥热伤津所致，猪苓汤为利水之剂，其主要作用是利水渗湿，阳明燥热伤津误用之，则会导致津伤更甚，燥热愈增，故不可用猪苓汤，因猪苓汤可复利其小便。

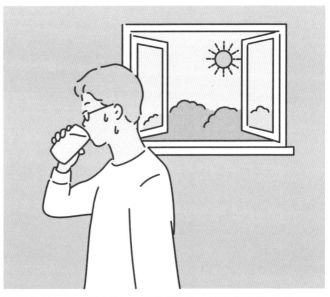

本证治疗时可用白虎加人参汤，清热生津，口渴自消，小便自行通利。

猪苓汤证虽亦有口渴、小便不利等症状，但一般无汗，或汗出甚少。猪苓汤证乃水热互结，停蓄于下焦所致，与本证病机不同，临证时须做鉴别。

# 第五章 辨太阴病脉证并治

## 原文

太阴之为病，腹满而吐，食不下，自利❶益甚，时腹自痛。若下之，必胸下结硬❷。

### 词解

❶ 自利：不因攻下而自泻利。

❷ 胸下结硬：胃脘部痞结胀硬。

### 译义

太阴病的主要证候特征是，腹部胀满，呕吐，吃不进饮食，腹泻特别厉害，腹部时时疼痛。若误用攻下，则会导致胃脘部痞结胀硬。

### 评析

○ 本条讲述了太阴虚寒证的证候特征及误下后的变证。

太阴虚寒证是脾阳不足，寒湿内蕴所致。脾阳不足，阳虚生寒，水谷不得运化，故腹部胀满；水谷不化，浊气内阻，上逆于胃，故吐而食不下；脾阳不足，清气不升反下，患者下利甚剧，且此下利非外邪及攻下所致，故称自利；脾阳不足，温煦无力，太阴脾络拘挛不畅，故见腹痛，阳气稍振时拘挛暂缓，故腹痛呈时作时缓之象。

太阴虚寒证为正虚不足，若误用功下，则正气更虚，寒湿愈甚，容易导致胃脘部痞结胀硬。

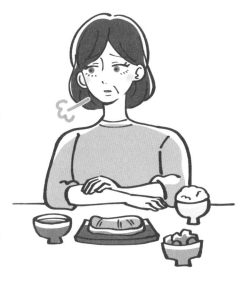

太阴中风，四肢烦疼，阳微阴涩 ❶ 而长者，为欲愈。

**词解**

❶ 阳微阴涩：此处阴阳作浮沉释，即浮取而微，沉取而涩。

**译义**

太阴中风，四肢疼痛而烦扰无措，脉搏浮取见微，沉取见涩而转长的，这是将要痊愈的征象。

**评析**

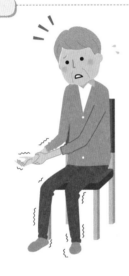

○本条讲述了太阴中风的证候特征及欲愈的脉证。

太阴属脾，脾主四肢，脾阳不足，防御力下降，太阴感受风邪，故四肢烦疼；太阴中风是在本虚的基础上受外邪侵袭，阳气本就不足，外邪亦少，故脉浮取见微，沉取见涩，由微涩脉转为长脉，是正气恢复的征象，正气恢复则可驱邪外出，故为欲愈。

**原文**

太阴病，欲解时，从亥至丑上 ❶ 。

**词解**

❶ 从亥至丑上：夜晚九时至深夜三时。

**译义**

太阴病即将解除的时间，大多在二十一时至深夜三时。

## 评析

◎ 本条讲述了太阴病欲解的时辰。

太阴病是脾阳不足所致的虚寒证。人与自然界息息相关，亥子丑是自然界阴极阳生之时，脾阳之虚得自然界阳气之助，有利于消除虚寒，故为太阴病欲解之时。

本条并不是说，凡太阴病皆可在亥子丑三时痊愈，而是说此三时乃太阴经当旺之时，这期间，天地阴阳的变化对于太阴经的正气恢复有利，故太阴病好转或痊愈的时间倾向于此三时。

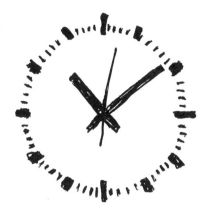

## 原文

太阴病，脉浮者，可发汗，宜桂枝汤。

## 词解

太阴病，脉象浮的，是外兼表证未解，适宜用桂枝汤解肌发汗。

## 评析

◎ 本条讲述了太阴病兼表证的证治。

太阴病本属里虚寒证，脉象应沉缓无力。而今脉不沉反见浮象，原因有二：一是外感表邪，正邪相争于表；二是正气恢复，病势由阴出阳。今用桂枝汤发汗解肌，以方测证，当为前者，故本证乃太阴病兼外感表邪。因脾虚不甚，故用桂枝汤发汗解肌，调和营卫，散解表邪；不用麻黄汤，是因为太阴病不可大发其汗，且桂枝汤有和里之意。

## 原文

自利不渴者，属太阴，以其脏有寒❶ 故也，当温之，宜服四逆辈❷。

❶ 脏有寒：太阴脾脏虚寒。

❷ 四逆辈：四逆汤一类的方剂。

腹泻而口不渴的，这是属于太阴病，因为脾脏虚寒的缘故，应当以温里法进行治疗，适宜服用四逆汤一类的方剂。

◉本条讲述了太阴病腹泻的主证、病机和治则。

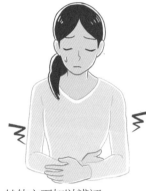

自利不渴是太阴病虚寒下利的特征表现。本证的病机是感受寒邪，脾阳虚弱，受此邪气，运化功能减弱，升降失常，故寒湿下注，发生腹泻；寒湿之气弥漫故不渴，但并不绝对，若腹泻日久或腹泻严重，致津液外泄过甚，患者也会口渴，但渴并不甚。

太阴腹泻，当伴有腹满时痛、食不下、脉浮缓无力、苔白滑腻等症，因此，不可单从"自利不渴"就判定为太阴病，还须从其他方面加以辨证。

阳虚则生内寒，水湿不化，治疗时当温阳健脾。温阳可散寒邪，健脾可祛内湿，寒湿去，脾阳复则症解。

本条中提出治疗宜用四逆汤一类的方剂，但并未给出具体用哪个方剂，意在让医者根据病情轻重灵活选方。如中虚尚轻者可用理中汤，中虚兼命门火衰者可用四逆汤。

# 原文

伤寒脉浮而缓，手足自温者，系在太阴❶；太阴当发身黄，若小便自利者，不能发黄；至七八日，虽暴烦下利日十余行，必自止，以脾家实❷，腐秽❸当去故也。

❶ 系在太阴：属于太阴。

❷ 脾家实：脾阳恢复的意思，此处"实"非邪实。

❸ 腐秽：肠中腐败秽浊的物质。

外感病，脉象浮而缓，手足自然温暖的，是病属太阴。太阴寒湿内郁，全身应显发黄，若小便通畅的，则湿能下泄，不会形成发黄症。到了七八天，患者突然出现心烦、一日腹泻十多次，其腹泻一定会自行停止。这是脾阳恢复，胃肠机能恢复正常，肠中腐败秽浊的物质从下而去的缘故。

## 评析

○ **本条讲述了太阳病的转归及其机制。**

外感病，脉象浮而缓，是脾虚不足、寒湿失运的征象。阳虚生寒，患者当见畏寒且手足不温，因太阴脾主四肢、肌肉，故阳气虽虚，已虚之阳仍能温煦四肢，手足自温。本证与太阳中风相似，但太阳中风应见发热、恶寒、头痛等表证，而今患者身体无发热、畏寒等表证，故病不在太阳而在太阴。

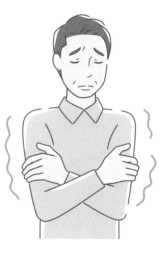

太阴病有两种转归：一为湿郁发黄；一为脾阳回复驱邪外出。

太阴脾阳不足，寒湿内郁，水谷不化，胆汁失常而外溢，应见发黄指正。发黄主因在湿邪阻遏，故发黄前多见小便不利。若小便通畅，乃湿有出路而不内郁，则不发黄。此种发黄为太阴寒湿发黄，是阳虚寒湿困遏所致，故其黄色晦暗，并可见自利、口不渴、苔白腻等症，属阴黄范畴。

太阴虚寒证患者，出现心烦、腹泻次数增多，甚至一天十多次，这可能是脾阳逐渐恢复的征象。脾阳恢复，胃肠机能正常，腐败秽浊之物排出，患者下利自止。

## 原文

本太阳病，医反下之，因尔腹满时痛者，属太阴也，桂枝加芍药汤主之；大实痛者，桂枝加大黄汤主之。

本是太阳病，医生反用攻下法治疗，因而引起腹中胀满，并时时腹痛的，这是因误下邪陷太阴，当用桂枝加芍药汤主治；若出现腹满硬痛、大便不通，是实邪内阻，当用桂枝加大黄汤主治。

中医视频课

## 评析

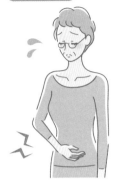

○本条讲述了太阳病误下邪陷太阴的证治。

太阳病，本当用辛散解表之法，医者反用攻下，误下伤脾，脾伤气滞不畅，络脉瘀滞，故腹满疼痛。因证情有轻重之别，故治疗方剂也略有不同，轻者腹满时痛，即腹部胀满不舒，疼痛阵作，治疗当温阳和络，用桂枝加芍药汤主治；重者腹部大实痛，即腹部硬痛、大便不通，治疗时应温阳和络，兼泻实导滞，用桂枝加大黄汤主治。

## 方剂

# 桂枝加芍药汤方

桂枝三两，去皮　芍药六两　甘草二两，炙　大枣十二枚，擘　生姜三两，切

上五味，以水七升，煮取三升，去滓，温分三服。本云桂枝汤，今加芍药。

## 组成和用法

### 桂枝加芍药汤方

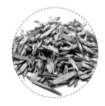
**桂枝三两**
去皮

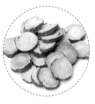
**芍药六两**

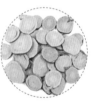
**甘草二两**
炙

**大枣十二枚**
剖开

**生姜三两**
切片

以上五味药，用水七升，煎煮成三升，去掉渣滓，分三次温服。本方为桂枝汤，现加入芍药。

本方是在桂枝汤的基础上倍用芍药而成。

方中桂枝辛甘温，可温通阳气；芍药苦酸微寒，可调肝脾；甘草甘平，可缓急止痛；生姜、大枣和胃益脾。诸药相合，共奏辛温宣通、缓肝舒挛、通络止痛之功效。

## 方剂

# 桂枝加大黄汤方

桂枝三两，去皮　　大黄二两　　芍药六两　　生姜三两，切

甘草二两，炙　　大枣十二枚，擘

**上六味，以水七升，煮取三升，去滓，温服一升，日三服。**

## 组成和用法

### 桂枝加大黄汤方

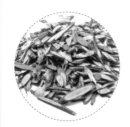

**桂枝三两**
去皮

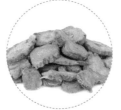

**大黄二两**

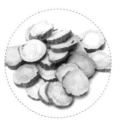

**芍药六两**

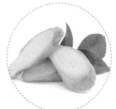

**生姜三两**
切片

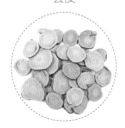

**甘草二两**
炙

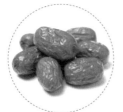

**大枣十二枚**
剖开

以上六味药，用水七升，煎煮成三升，去掉渣滓，每次温服一升，一日服用三次。

**本方是在桂枝加芍药汤的基础上再加大黄组成。**

桂枝加芍药汤，调和脾胃紊乱之气，解腹满时痛；大黄苦寒，可荡涤肠胃实热，清除积滞；在桂枝加芍药汤的基础上复加大黄，在调和脾胃气血的基础上，兼清肠胃之热。

## 原文

太阴为病，脉弱，其人续自便利，设当行  大黄芍药者，宜减之，以其人胃气弱，易动故也。

**词解**

❶ 行：此处作"用"解释。

**译义**

太阴病，脉象弱，患者虽暂时没有腹泻，其后一定续发腹泻。对于此类患者，若应当使用大黄、芍药的，也应当减量使用。这是患者脾胃之气虚弱，容易受到损伤的缘故。

**评析**

○本条讲述了脾气虚弱之人用苦寒药时要注意用量。

太阴病，脉弱，此为脾气虚弱的现象，脾虚气陷，清阳不升，最易下利，故推测"其人续自便利"。本证若必须使用大黄、芍药通经活血，应减轻用量，因苦寒药有碍脾气升清，量大会使脾虚更甚而下利不止。

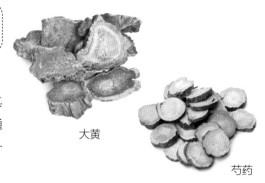

大黄

芍药

# 第六章 辨少阳病脉证并治

## 原文

少阳之为病，口苦、咽干、目眩也。

### 译义

少阳病的主要证候，是口苦、咽喉干燥、头晕目眩。

### 评析

○ **本条讲述了少阳病的提纲。**

口苦、咽干、目眩是少阳胆腑有热的最常见症状。少阳之气主升发疏泄，邪犯少阳，升发疏泄功能失常，气机郁滞。气郁则易化火，故出现少阳病热证。胆为少阳之腑，胆热上蒸，故口苦；灼伤津液，故咽干；肝与胆和，肝开窍于目，故胆火上扰，干犯清窍，必头晕目眩。

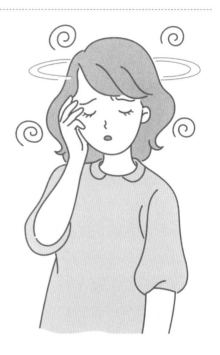

邪入少阳，正邪相争，枢机不利，脾胃的气机升降和受纳运化功能受到影响，为能够更加准确和具体地诊断少阳病，若能与往来寒热、胸胁苦满、嘿嘿不欲饮食、心烦喜呕等症合参，则更为全面。

## 原文

少阳中风❶，两耳无所闻，目赤，胸中满而烦者，不可吐下，吐下则悸而惊。

169

**词解**

❶ 中风：此处当是感受风热之邪。

**译义**

少阳感受了风邪，两耳聋听不到声音，眼睛发红，胸中满闷而烦扰不宁的，不可用吐法和下法，若误用吐下，就会引起心悸和惊惕的变证。

**评析**

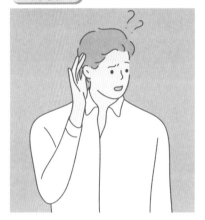

○本条讲述了太阳中风的主证、治禁和误治变证。

足少阳之脉，起于目锐眦，上头角，下耳后，入耳中，下贯胸膈。少阳主火，风热之邪随经上行，扰于清窍，故耳聋目赤；少阳经气郁滞，气机不畅，故胸中满而烦。本证乃无形之邪热，而非有形实邪，故不可用吐法和下法，治当和解少阳。若误用吐下，定会损气耗液，致使心神失养，胆气虚损。心虚而悸，胆虚而惊，故而出现心悸和惊惕的变证。

# 原文

伤寒，脉弦细，头痛发热者，属少阳。少阳不可发汗，发汗则谵语，此属胃。胃和则愈；胃不和，烦而悸。

**译义**

外感病，脉象弦细，头痛发热的，是证属少阳。少阳病不能用发汗法治疗，误发其汗，津液受损，津伤胃燥，邪传阳明，就会出现谵语。若通过治疗，胃气得以调和，则会痊愈；若胃气不和，则会出现烦躁、心悸的变证。

○ 本条讲述了少阳脉证和治禁，以及误汗的变证和转归。

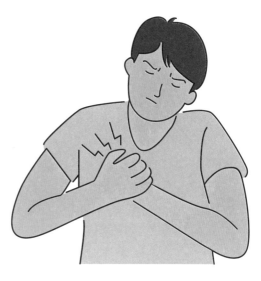

头痛、发热乃三阳经病均可见之症，但脉有不同，太阳病为正邪相争于表，其脉必浮；阳明病为热势炽盛而正气不虚，其脉必大；少阳病为邪已去表化热而热势未盛，其脉弦细。故凭本条中脉弦细可判定，此头痛发热属少阳病。

伤寒在表，发汗则愈。而今邪在少阳，故"不可发汗"，若用汗法，则可导致津液外泄，少阳之热乘胃燥而入阳明，胃燥成实而发生谵语。

胃热实证有两种不同的转归：即胃和则愈；胃不和，烦而悸。若胃气自和，胃热消除，胃中津液恢复，谵语等症可自止；或施以清泄热邪、滋养津液的方药，使胃津渐复，即"胃和则愈"。若胃气不和，乃迁延失治，或治不得法，药不奏效，导致胃热津伤更为严重。胃热上扰心神，故而烦躁；津液不能恢复，气液不足，故而心悸。

## 原文

本太阳病不解，转入少阳者，胁下硬满，干呕不能食，往来寒热，尚未吐下，脉沉紧者，与小柴胡汤。

原患太阳病，未解除，病邪传入少阳，出现胁下痞硬胀满，干呕不能进食，发热怕冷交替而作，若未使用吐法或攻下法，而见脉沉紧的，治疗时可用小柴胡汤。

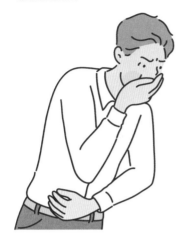

○**本条讲述了太阳病转入少阳的脉证和治法。**

本为太阳病，病邪未解，化热入里，转入少阳。少阳经气不利，故胁下硬满；少阳气郁而胃气不和，故干呕不能食；正邪相争于半表半里，故往来还热；以上症状皆为少阳主症，按理应见脉弦细，而今见脉沉紧，脉证不符。此时当询问患者，是否使用他法治疗，从而了解本证是否误治传染。若经吐下，脉象沉紧可能是正气损伤，寒邪内陷所致；今未经吐下，是邪已内传，而非内陷。脉证合参，邪在少阳，故可与小柴胡汤。

# 原文

若已吐、下、发汗、温针，谵语，柴胡汤证罢，此为坏病。知犯何逆，以法治之。

如果已经使用过催吐、泻下、发汗、温针等治疗方法，柴胡汤证已解，患者出现谵语，这已成为坏病。应详审其属于何种误治的病变特点，随证选用适当的方法来治疗。

评析

○**本条讲述了少阳病误治的变证和救治原则。**

少阳病本当和解，若使用吐法、汗法、下法、温针等方法治疗，无论误用哪一种，皆会引起变证。少阳证本无"谵语"，今发"谵语"，乃误治所致之变证。从"柴胡汤证罢，此为坏病"可知，少阳诸症不见，且变证不一，并非仅有"谵语"而已，故治疗时当"知犯何逆，以法治之"。具体的治疗方法，需要观察患者的脉证变化，找出致病根源，从而使用相对应的治疗方法。

三阳合病，脉浮大，上关上，但欲眠睡，目合则汗。

**词解**

❶上关上：脉象浮大而长，从关部上至寸部。

**译义**

太阳、阳明、少阳三经同时皆病，其脉象浮大而弦直，只想睡眠，眼睛闭合则会出汗。

**评析**

○本条讲述了三阳合病的脉证。

三阳合病即太阳、少阳、阳明等三阳病症同时出现，脉"浮"属太阳；脉"大"属阳明；"上关上"即脉弦长，属少阳。三阳合病，邪气过盛，扰于神明，故令人但欲眠睡；此处"但欲眠睡"与少阴病"但欲寐"不同，本证脉象浮大且弦长，而少阴病"但欲寐"，其脉沉而微细；另，本证必有阳热见症，而少阴则无热恶寒，不难区别。

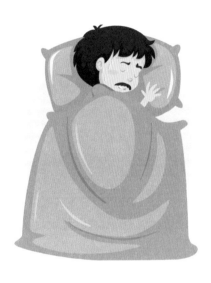

目合则汗即为盗汗。少阳主枢，关系人体阴阳表里出入之机。"目合则汗"缘于半表半里之热，目合则卫气行于阴，少阳本主相火，阳热内迫而里热更甚，里热盛而逼津外泄，腠理开则盗汗出。此为少阳经有邪热的反映。

**原文**

伤寒六七日，无大热，其人躁烦者，此为阳去入阴故也。

**词解**

❶阳去入阴：表病入里的意思。

**译义**

外感病六七天，表热已不显，患者躁扰心烦不安的，这是外邪去表入里的缘故。

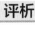 评析

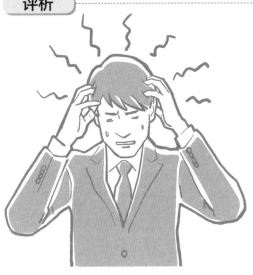

● **本条讲述了表病入里的辨证。**

"伤寒六七日，无大热"，即发热、怕冷、头痛、脉象浮等表证已经消失。而今患者烦躁不安，此为表证已罢，病邪已经向里转变。"无大热"不等于无热，即身有热而热不甚。少阳为表里之枢，故邪气由表入里，需经少阳。若表邪不甚，患者正气亦偏弱，少阳枢机不利，邪气在由表入里的过程中，就有滞留在半表半里之间的可能，即病邪未尽入里，而尚在少阳。

## 原文

伤寒三日，三阳为尽，三阴当受邪，其人反能食而不呕，此为三阴不受邪也。

 译义

外感病第三天，邪气已传尽三阳经，应当传入三阴经。此时，若患者反而能够饮食而不呕吐的，是邪气未传入三阴经。

评析

伤寒数日，按照一般规律，三阳经已传尽，邪当传至三阴经。然太阴为三阴之始，三阴受邪，太阴首当其冲，应见腹满而吐、食不下等证候，而今"其人反能食而不呕"，即不见少阴欲吐不吐，亦不见厥阴饥而不能食、食即吐蛔，故"三阴不受邪也"。

● **本条讲述了表邪不传三阴的辨证。**

本条中"伤寒三日"仅为举例，临证时不必拘泥于日数。此外，医者在临床治疗疾病时，要注意少阳之气的盛衰，只要少阳之气不衰，就有外解病邪的可能，不一定会由表至里而传入三阴。

174

伤寒三日，少阳脉小者，欲已也。

伤寒三日，病在少阳，脉象小的，为病将转愈。

**评析**

○ 本条讲述了少阳病欲愈的脉象。

"伤寒三日"，病邪已入少阳。少阳病，应见脉弦，而今患者仅见脉象小而不弦，说明邪气不盛，即少阳胆热已衰。少阳之邪衰退，正气尚待恢复，故病将向愈。

临床治疗时，当脉证合参：伤寒三日，病入少阳，脉象小，若诊得全身证候在逐步减轻，渐趋和平，则表明少阳之邪衰退，病情即将痊愈；若诊得全身证候未减轻，甚至加重，此为邪盛正虚，邪有内陷之势，与本条需做鉴别。

少阳病，欲解时，从寅至辰 ❶ 上。

**词解**

❶ 寅至辰：指寅、卯、辰三个时辰，即现在的早晨三时至九时之间。

少阳病即将解除的时间，多在早晨三时至九时之间。

**评析**

○ 本条讲述了少阳病欲解的时辰。

少阳病是枢机不运，胆火内郁之证。少阳属木，配四时则旺于春，春建于寅，是阳气生发之始。寅卯辰是自然界阳升之时，内郁胆火在此时容易舒发，有利于枢机运转，三焦通畅，故为少阳欲解之时。

本条并不是说，凡少阳病皆可在寅卯辰三时痊愈，而是说此三时乃少阳经当旺之时，这期间，天地阴阳的变化对于少阳内郁胆火舒发有利，故少阳病好转或痊愈的时间倾向于此三时。

中医视频课

# 第七章 辨少阴病脉证并治

## 原文

少阴之为病，脉微细 ❶，但欲寐 ❷ 也。

### 词解

❶ 脉微细：微是脉的搏动轻微无力，属于阳气衰弱；细是脉的形态细小，属于营血不足。

❷ 但欲寐：迷迷糊糊似睡非睡的状态。

**译义**

少阴病的证候特征，是脉象微细，精神萎靡、神志迷糊欲睡。

### 评析

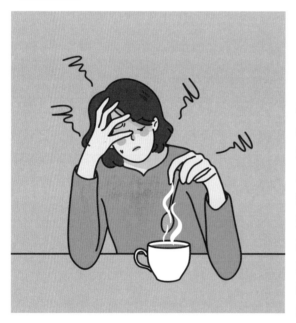

◉ 本条讲述了少阴寒化证的脉证提纲。

少阴包括手少阴心和足少阴肾。心主火，主血脉；肾主水，主藏精。病在少阴，邪已深入，阴阳气血皆虚。阳气衰微，无力鼓动气血运行，故脉微；阴血虚少，脉道不充，故脉细。本条脉象微细，其重点在微，因微脉必细。细脉主阴血虚少，不一定兼微；微脉主阳气虚，其形必细。本条中"脉微细"乃心肾阳虚所致；"但欲寐"乃气血俱虚，神失所养导致的精神萎靡、似睡非睡的状态，两者并见，可以确诊为少阴病。

少阴一经兼水火二气，从致病因素和体质差异两方面，可将少阴病分为两种类型：一种是由心肾阳虚所致的阳虚寒化证；一种是由心肾阴液不足所致的阴虚热化证。前者的主要脉证有无热恶寒身踡、呕吐、四肢厥冷、精神萎靡、小便清白、下利清谷、脉沉微、舌淡苔白。后者的主要脉证有心烦不得眠、口燥咽痛、脉细数、舌红少苔等。

# 原文

少阴病，欲吐不吐①，心烦，但欲寐。五六日自利而渴者，属少阴也，虚故引水自救；若小便色白②者，少阴病形悉具，小便白者，以下焦③虚有寒，不能制水，故令色白也。

## 词解

① 欲吐不吐：要吐而又不得吐出的状态。

② 小便色白：小便色清而不黄。此处白作清解释。

③ 下焦：此处指肾脏。

## 译义

少阴病，患者想吐而又吐不出，心中烦躁不安，精神萎靡，神志迷糊想睡。到了第五、第六日，出现腹泻而口渴的，属于少阴病症，这种口渴，是少阴阳气虚弱，津液不足而引水以自救。如果小便色清而不黄，则少阴病阳虚的症情完全具备。小便色白，是因为下焦虚寒，不能化气行水，所以小便颜色清而不黄。

## 评析

○ 本条讲述了少阴寒化证的辨证。

少阴病，阳虚阴盛。欲吐不吐，是下焦阳气衰微，寒邪上逆的缘故。虚寒下利，胃气失和，肠胃空虚，故欲吐而复不能吐；阴盛于下，则虚阳易于上扰，虚阳与寒邪相争，故出现心烦；少阴阳虚严重，阳虚而神备，故但欲寐。

五六日后，阳虚阴盛更甚，阳虚不能蒸化津液上承，故口渴，且其渴必喜热饮，饮量亦必不多，所谓"虚故引水自救"，以充养阳气和阴液。

"若小便色白者"，则"少阴病形悉具"，说明仅欲吐不吐、心烦、自利而渴等症，还不足以诊断本证为阳虚寒盛，只有小便色白清长，才可完全排除本证属热的可能，确诊为阳虚寒盛。

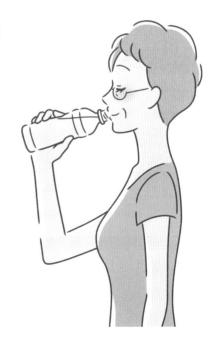

## 原文

病人脉阴阳俱紧，反汗出者，亡阳也，此属少阴，法当咽痛而复吐利。

## 译义

寸关尺三部脉都沉紧，紧脉主寒，患者本应当无汗，却反而汗出的，是阳气外亡的征象，这属于少阴亡阳证，理应呈现呕吐、腹泻、咽喉疼痛等症。

## 评析

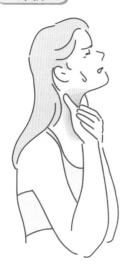

○本条讲述了少阴亡阳的脉证。

脉紧主寒，脉阴阳俱紧，即寸、关、尺三部脉俱紧，表明寒邪已直侵少阴。里寒证本不当有汗，今反见汗出，此为阴寒太盛，阳虚不能固外而从外脱的现象，即虚阳外亡，故谓"亡阳也"。

少阴脉循喉咙，虚阳循经上越，郁于咽嗌，故咽痛，此种咽痛乃阴寒极盛而虚阳上浮所致，大多不红不肿。阴盛于内，中阳不守，阴寒上逆则吐，阴寒下注则利，故出现上吐下利。

少阴病吐利，阴寒已盛，又见咽痛汗出，亡阳之变即在顷刻，应急投大剂姜附以回阳固脱，可选四逆汤方剂。

## 原文

少阴病，咳而下利谵语者，被火气劫❶故也，小便必难，以强责❷少阴汗也。

## 词解

❶ 被火气劫：用火法逼迫发汗。劫，作逼迫解。

❷ 强责：过分强求的意思。强责少阴汗，是少阴不当发汗而强用发汗的方法。

## 译义

少阴病，出现咳嗽，腹泻，又有谵语症状的，这是误用火法，强发少阴之汗，劫耗津液的缘故，小便必然是艰涩难下。

**评析**

○ **本条讲述了少阴病火劫伤阴的变证。**

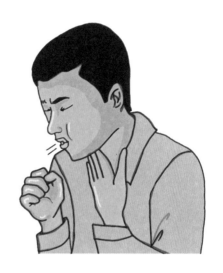

少阴病本就有寒化与热化的不同，"咳而下利"，也有从阴化寒，从阳化寒的区别。从寒化的，见于阳虚阴盛，或兼水气，当温阳利水，用真武汤治疗，从热化的，见于阴虚有热，或兼水气，当清滋利水，用猪苓汤治疗。无论是阳虚阴盛，还是阴虚有热，均不可用发汗法治疗。

本条中火气劫汗，损伤阴液，心阴受伤以致患者心神浮越，故而出现谵语；肾主二便，今强发其汗，津液受伤，化源不继，故"小便必难"。

# 原文

少阴病，脉细沉数，病为在里，不可发汗。

## 译义

少阴病，脉象沉细数，是病在里，治疗时不宜用发汗法。

**评析**

○ **本条讲述了少阴病禁用发汗。**

少阴病属里证，本条中脉细沉数，数脉主热，但数而沉细，就不一定属热，相反，大多数属里虚寒证。故"少阴病，脉细沉数"无外乎两种可能，一种为虚热证，一种为虚寒证。虚热证，阴虚火旺，虚火致数，误汗则阴愈虚而热愈炽；虚寒证，阴盛格阳，虚阳外越致数，误汗则亡阳。故少阴里证，无论热化寒化，均不可发汗。

## 原文

少阴病，脉微，不可发汗，亡阳故也；阳已虚，尺脉弱涩者，复不可下之。

### 译义

少阴病，脉象微，为阳气虚弱，不可用发汗法治疗。若阳气已虚，又见尺脉弱涩的，是阴亦虚，不仅不能发汗，也不可用泻下法治疗。

### 评析

○本条讲述了少阴病汗、下禁例。

少阴病，脉微，此为阳气虚，若误用汗法，则更竭其阳，故"不可发汗"；尺脉弱涩，为阴血不足。脉微且阳已虚，又见尺脉弱涩，此为阴阳两虚，不仅不可发汗，亦不可用攻下法治疗。

本条阳虚禁汗，阴血不足禁下，并不意味着阳虚可用下法，阴血不足可用汗法。汗、下为攻邪之法，无论阳虚、阴虚，汗、下均不可用。

## 原文

少阴病，八九日，一身手足尽热者，以热在膀胱，必便血也。

### 译义

患少阴病，到了八九日，全身和四肢都发热，这是热在膀胱，必将引起小便下血。

### 评析

○本条讲述了少阴病热涉膀胱血分的变证。

少阴病有寒化、热化之分，少阴病至八九日，不见虚寒之证，而"一身手足尽热"，故本条属热化证。本证的辨证要点在"一身手足尽热"，一则可与阴盛格阳证区别，其症身热不恶寒，但手足必冷；二则作为热在膀胱的标志，膀胱外应皮毛，热在膀胱，故一身手足尽热。少阴病邪涉于膀胱血分，热伤血络，络伤则血不循经，故可出现便血的变证。热在膀胱，属下焦，故"必便血"既可能是小便出血，也可能是大便出血。

原文

少阴病，但厥无汗，而强发之，必动其血，未知从何道出，或从口鼻，或从目出者，是名下厥上竭，为难治。

**词解**

❶ 下厥上竭：厥逆因于下焦阳虚，故称下厥；阴血因上出而耗竭，故称上竭。

**译义**

少阴病，仅见四肢厥冷和无汗，却强行发汗，势必伤经动血而引起出血，其出血部位难以预测，有的从鼻出，有的从眼睛出，即所谓的下厥上竭，属难治之症。

**评析**

○ 本条讲述了强发少阴之汗，导致动血的变证。

病入少阴，气血阴阳均已虚损。少阴病，阳气虚弱，故厥冷无汗，无汗为尚未亡阳的表现，若汗出，则多属亡阳危候。少阴厥冷无汗，本不可发汗，若强发其汗，不但伤阳，而且伤阴，更能扰动营血，血随虚阳上涌，循清窍而出，因病变仓促，出血部位难以预测，或从口鼻出，或从眼目出。

阳气衰于下为厥逆，故称"下厥"，阴血外溢而竭于上，故称"上竭"。下厥治当用温，而上竭又不宜用温；上竭治当用清凉，而下厥又不宜用清凉。顾此失彼，确属难治之候。

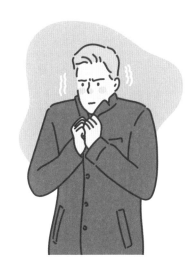

原文

少阴病，恶寒身踡而利，手足逆冷者，不治。

**译义**

少阴病，恶寒怕冷身体踡卧，腹泻，手足冰冷的，预后不良。

**评析**

少阴病分寒化证和热化证。本条"恶寒身蜷而利，手足厥冷"是阳虚阴盛，为寒化证。寒化证预后的凶吉，决定于阳气的存亡。阳气尚存，是为可治；阳气衰绝，是为不治。恶寒而无身热，身蜷而手足不温，是谓纯阴无阳之证，病在危殆，而又兼腹泻、手足冰冷，故断为不治。

○本条讲述了少阴病纯阴无阳的难治证。

本条中"不治"，尚非必死之谓，只是说明病情危重，预后较差，若能积极采取急救措施，或可挽救。

## 原文

少阴病，吐利躁烦，四逆者死。

少阴病，呕吐，腹泻，神昏躁扰不宁，四肢逆冷的，属于死候。

**评析**

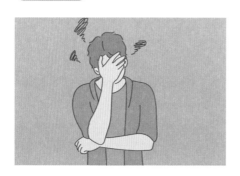

○本条讲述了少阴病阳气衰竭的死候。

少阴病呕吐，腹泻，为阳虚阴盛之证，出现烦躁的症状，是衰微的阳气与阴邪抗争的表现。若正能胜邪，则当阳回利止，病情由重转轻，若正不敌邪，病情则进一步恶化。今吐利躁烦又增四逆，说明阴邪猖獗，阳气已到衰微阶段，所以断为死候。

## 原文

少阴病，下利止而头眩，时时自冒❶者，死。

**词解**

❶ 自冒：眼发昏黑，目无所见的昏晕。冒者，如以物冒首之状。

少阴病，腹泻停止而出现头晕目眩，并且时而昏晕的，属于死候。

## 评析

◉ **本条讲述了少阴病阴竭阳脱的死候。**

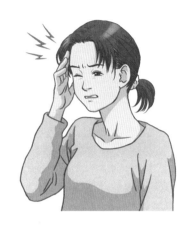

少阴病，阴盛阳虚之下利，若下利自止，则有阳气回复，疾病痊愈的征象，但须有"手足温"作为阳气回复的佐证。本条中利止而未言手足转温，反见"头眩"和"时时自冒"之证，可见此处"下利止"并非是阳气回复，而是阴液涸竭，无物可下所致的下利止。阴液竭于下，则阳失依附而浮越于上，故见"头眩，时时自冒"，是为阴竭阳脱之死候。

# 原文

少阴病，始得之，反发热，脉沉者，麻黄细辛附子汤主之。

少阴病，刚开始得病，既有发热等表证，又见脉沉的，是少阴阳虚兼太阳表证，用麻黄细辛附子汤主治。

## 评析

◉ **本条讲述了少阴病兼表证的证治。**

少阴虚寒证，本不应发热，今始得少阴病即见发热，故曰"反发热"。通常来说，发热乃太阳表证，但太阳病脉当见浮，今见脉沉，沉脉主里，为少阴里虚证，脉证合参，本证当属少阴阳虚兼太阳表寒证，是正虚之人感受寒邪，表气初郁即见少阴之脉，为太阳少阴表里同病。

表里同病，治疗时当从表里证的轻重缓急来确定是先表后里，还是先里后表，或者是表里同治。本条中症见少阴之脉，但尚未达到下利清谷、四肢厥冷等阳虚太甚的程度，故表里同治，用麻黄细辛附子汤温阳发汗。

183

# 麻黄细辛附子汤方

麻黄二两，去节　细辛二两　附子一枚，炮，去皮，破八片

上三味，以水一斗，先煮麻黄，减二升，去上沫，内诸药，煮取三升，去滓，温服一升，日三服。

## 组成和用法

### 麻黄细辛附子汤方

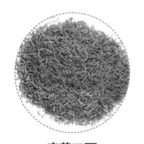

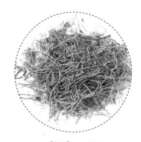

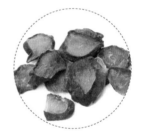

| 麻黄二两 | 细辛二两 | 附子一枚 |
|---|---|---|
| 去节 | | 炮制，去皮，破成八片 |

以上三味药，用水一斗，先放入麻黄煎煮，煮去二升水，除掉上面的浮沫，再加入其他药物，煎煮成三升，去掉渣滓，每次温服一升，一日服用三次。

## 方解

**本方由麻黄、细辛、附子组成。**

方中麻黄可发汗解表邪，附子可温经扶阳，细辛辛温，佐附子以温经，佐麻黄以解表，三药合用，温经助阳中微发其汗，以散寒邪而又固护其里阳，是补散兼施之剂。

## 原文

少阴病，得之二三日，麻黄附子甘草汤微发汗，以二三日无证，故微发汗也。

## 译义

少阴病，得病两三天时，既有发热等表证，亦有少阴阳虚证，用麻黄附子甘草汤温阳微汗解表。因为病才两三天，尚无呕吐、腹泻等里证，故用温阳微汗解表法。

## 评析

○ 本条讲述了少阴病兼表证势较缓的证治。

本条与上条合看，上条用麻黄发汗，附子温经，本条所用方剂中也有麻黄、附子，故可知本条所述亦是少阴与太阳同病，当有发热、恶寒、无汗、脉沉等症。"无证"是指没有吐利等里证，只有在无里证的情况下，才能用表里同治的方法治疗，即发汗与温经并用。若兼有里证，治疗时当先里后表。

本证的病机仍是太阳少阴两感，只是相比上条证情稍缓，故治疗时温经解表，微发其汗，用麻黄附子甘草汤。

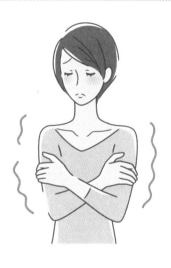

## 麻黄附子甘草汤方

麻黄二两，去节　甘草二两，炙　附子一枚，炮，去皮，破八片

上三味，以水七升，先煮麻黄一两沸，去上沫，内诸药，煮取三升，去滓，温服一升，日三服。

185

## 组成和用法

### 麻黄附子甘草汤方

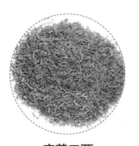

**麻黄二两**

去节

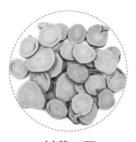

**甘草二两**

炙

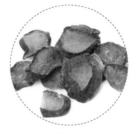

**附子一枚**

炮制，去皮，破成八片

以上三味药，用水七升，先放入麻黄煎煮一二沸，除掉上面的浮沫，再加入其他药物，煎煮成三升，去掉渣滓，每次温服一升，一日服用三次。

## 方解

**本方由麻黄、附子、甘草组成。**

方中麻黄可发汗解表邪；附子可温经扶阳；甘草甘平，可益气和中，保护正气。因本证证情稍缓，故用甘草之缓，缓麻黄之发散，取其微汗。三药合用，组成温阳解表，微发汗又不伤正气的平和之方。

# 原文

少阴病，得之两三日以上，心中烦，不得卧，黄连阿胶汤主之。

## 译义

少阴病，得病两三天以上，心中烦躁不安，不能够安眠的，用黄连阿胶汤主治。

○ 本条讲述了少阴病阴虚阳盛的证治。

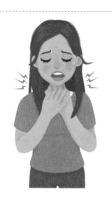

少阴病，得之二三天以上，邪从热化，肾阴不足，不能上济于心，于是心火亢盛，水火不济，故而出现"心烦，不得卧"。少阴热化证临床见证还当有口燥咽痛、脉细数、舌红少苔等症。本证既有阴伤之虚，又有邪热之实，故治疗时当以黄连阿胶汤，滋阴养血而清心火。

方剂

# 黄连阿胶汤方

黄连四两　黄芩二两　芍药二两　鸡子黄二枚　阿胶三两（一云三挺）

上五味，以水六升，先煮三物，取二升，去滓，内胶烊尽，小冷，内鸡子黄，搅令相得，温服七合，日三服。

## 组成和用法

### 黄连阿胶汤方

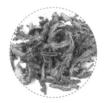
黄连四两

黄芩二两

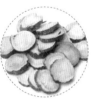
芍药二两

鸡子黄二枚

阿胶三两
（一为三条）

以上六味药，用水五升，先加入前三味药煎煮，煎煮成二升，去掉渣滓，再加入阿胶烊化溶尽，稍稍冷却，再加入鸡蛋黄，搅拌均匀即成，每次温服七合，一日服用三次。

## 方解

**本方由黄连、黄芩、芍药、鸡子黄、阿胶组成。**

方中黄连、黄芩可清心火，除烦热；阿胶入通于肾，以滋肾阴；鸡子黄入通于心，滋离宫之火；芍药可养营血。芍药与黄连、黄芩相伍，酸苦涌泄以泻火；与鸡子黄、阿胶相伍，酸甘化阴以滋液，又能敛阴安神以和阴阳。五药相合，共奏滋阴清热降火，交通心肾之功效。

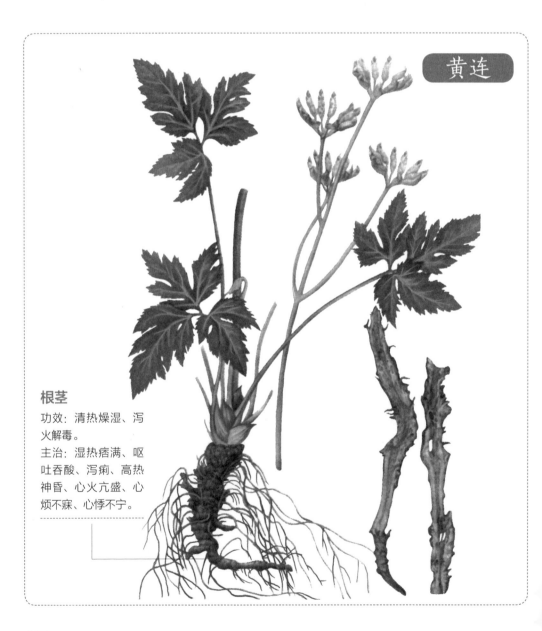

黄连

**根茎**

功效：清热燥湿、泻火解毒。

主治：湿热痞满、呕吐吞酸、泻痢、高热神昏、心火亢盛、心烦不寐、心悸不宁。

## 原文

少阴病，得之一二日，口中和❶，其背恶寒者，当灸之，附子汤主之。

### 词解

❶ 口中和：口不苦、不燥、不渴。

### 译义

少阴病，得病一两天时，口中不苦不燥不渴，患者背部怕冷的，当用艾灸灸少阴经穴，用附子汤主治。

### 评析

○本条讲述了少阴病阳虚寒盛的证治。

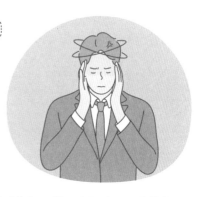

少阴病，得病一两日，口不苦、不燥、不渴，可知里无邪热；"背恶寒"是阳气衰微的征象，背恶寒必见口中和是阳虚的确据。本证乃阳虚阴盛，治疗时灸、药同用，用灸法回阳急救，可灸大椎、关元、气海等穴；用附子汤温经散寒，补益阳气；两者配合使用，可增强药物温经散寒的作用。

本条中"背恶寒"与阳明病白虎加人参汤证的"背微恶寒"，以及太阳表证恶寒的性质不同，白虎加人参汤证是邪热内炽，汗出太多，肌腠疏松，津气不足，故口渴而背恶寒；太阳表证的恶寒是风寒袭肌表，卫阳被郁所致，并见发热头痛、脉浮等症；本证的背恶寒是阳虚寒盛，失于温煦所致，兼见脉沉、肢冷而无热无汗等症。在临床上须详细鉴别，以防误治。

方剂

## 附子汤方

附子两枚，炮，去皮，破八片　茯苓三两　人参二两　白术四两　芍药三两

上五味，以水八升，煮取三升，去滓，温服一升，日三服。

## 组成和用法

### 附子汤方

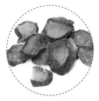    

| 附子两枚 | 茯苓三两 | 人参二两 | 白术四两 | 芍药三两 |
|---|---|---|---|---|
| 炮制，去皮，破成八片 | | | | |

以上五味药，用水八升，煎煮成三升，去掉渣滓，温服一升，一日服用三次。

## 方解

**本方由附子、茯苓、人参、白术、芍药组成。**

方中附子温经散寒，伍以人参、白术、茯苓、芍药，不但可回阳胜寒，还能逐水镇痛。其中人参可大补元阳；茯苓、白术善治水气，可健脾以除寒湿；芍药可和营血，通血痹，加强温经止痛之效。诸药合用，共奏温经散寒，补益阳气之功效。

## 原文

少阴病，身体痛，手足寒，骨节痛，脉沉者，附子汤主之。

## 译义

少阴病，身体疼痛，骨关节疼痛，手足冷，脉象沉的，用附子汤主治。

## 评析

> ⊙ 本条讲述了少阴阳虚寒湿身痛的证治。

从"手足寒，脉沉"可看出，本证的症结主要是阳气虚弱。里阳不足，生阳之气陷而不举，故其脉沉；阳气虚衰，不能充达四肢，故手足寒；阳气虚衰，阴凝之气滞留于经脉骨节之间，故出现身体痛，骨节痛的症状。少阴阳虚，寒湿凝滞，治疗时当温经驱寒除湿，用附子汤是阳气恢复，寒湿祛除，则身痛自愈。

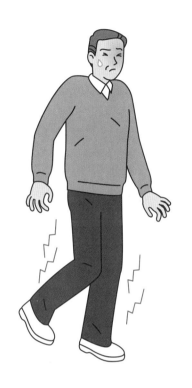

对于"身痛"的一症，除本证外，《伤寒论》中有多处提及，如麻黄汤证、桂枝新加汤证，所以在临证时须详细鉴别。

麻黄汤证的身痛为风邪束表，营阴郁滞所致，必伴有发热恶寒、脉浮、手足不寒等症，治疗时当发汗解表，汗出邪去则身痛自除；桂枝新加汤证的身痛为气阴两虚，肌体失养所致，症见汗出身痛，脉沉迟，治疗时当补益气阴，疏通营卫，气阴复，营卫利，则身痛可止。

## 原文

少阴病，二三日，咽痛者，可与甘草汤；不差❶者，与桔梗汤。

## 词解

❶ 差：病势减轻的意思。

## 译义

少阴病，得病两三天，咽喉疼痛的，可用甘草汤治疗；若服药后仍不见好的，用桔梗汤治疗。

## 评析

> ⊙本条讲述了少阴客热咽痛的证治。

本条咽痛，为邪热客于少阴经脉，循经上扰而致。少阴客热咽痛，病轻而浅时，可用甘草汤清热解毒止痛。若服用后咽痛不除，是肺窍不利，气道不宣的缘故，可再加桔梗宣肺利咽止痛，是肺气开达，气机宣泄，则客热自能透达。

中医视频课

**方剂**

# 甘草汤方

甘草二两

上一味，以水三升，煮取一升半，去滓，温服七合，日两服。

**组成和用法**

### 甘草汤方

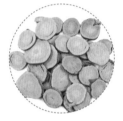

甘草二两

以上一味药，用水三升，煎煮成一升半，去掉渣滓，每次温服七合，一日服用两次。

**方解**

本方仅用甘草一味药物。

甘草是《伤寒论》中使用最多的药物，但仅有本方与桔梗汤方中使用的是生甘草，其他方剂均用的炙甘草。生甘草性味和缓，重用方可起到清热解毒之功效，然重用生甘草不可长期服用，长期服用可致浮肿。

**方剂**

# 桔梗汤方

桔梗一两　　甘草二两

上二味，以水三升，煮取一升，去滓，温分再服。

## 桔梗汤方

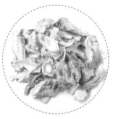

**桔梗一两**

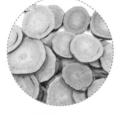

**甘草二两**

以上二味药，用水三升，煎煮成一升，去掉渣滓，分两次温服。

**方解**

**本方由桔梗与甘草两种药物组成。**

方中桔梗苦辛，可宣肺利咽；甘草甘平，可清热解毒，两者一宣一清，祛痰止咳，利咽止痛。

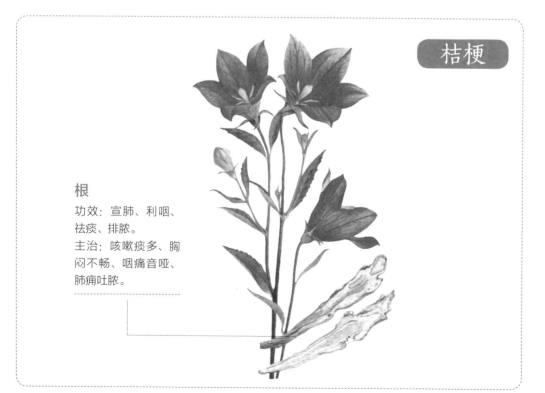

**桔梗**

**根**

功效：宣肺、利咽、祛痰、排脓。

主治：咳嗽痰多、胸闷不畅、咽痛音哑、肺痈吐脓。

中医视频课

## 原文

少阴病，二三日不已，至四五日，腹痛，小便不利，四肢沉重疼痛，自下利者，此为有水气，其人或咳，或小便利，或下利，或呕者，真武汤主之。

### 译义

少阴病，两三天未好，到了四五天，出现腹中疼痛，小便不通畅，四肢沉重疼痛，自行腹泻的，这是肾阳虚弱，水气泛滥。患者亦可出现咳嗽，或者小便通畅，或者腹泻更甚，或者呕吐等，用真武汤主治。

### 评析

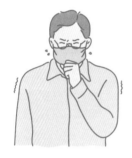

○ 本条讲述了少阴病阳虚水泛的证治。

本证是因肾阳衰微，水气不化所致。少阴阳虚，兼寒水为患，水寒之气外攻于表，则四肢沉重疼痛；水气下渍肠道，则腹痛下利；脾肾阳虚，水气内停，则小便不利；水气上逆犯肺，则咳；停滞于中，胃气上逆，则为呕吐。总而言之，以上诸证皆因肾阳衰微、水气不化使然，故治疗当温阳祛寒、散水气，用真武汤主治。

**方剂**

## 真武汤方

茯苓三两　芍药三两　白术二两　生姜三两，切　附子一枚，炮，去皮，破八片

上五味，以水八升，煮取三升，去滓，温服七合，日三服。若咳者，加五味子半升，细辛一两，干姜一两；若小便利者，去茯苓；若下利者，去芍药，加干姜二两；若呕者，去附子，加生姜，足前为半斤。

## 真武汤方

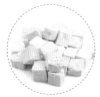  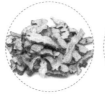  

| 茯苓三两 | 芍药三两 | 白术二两 | 生姜三两 | 附子一枚 |
|---|---|---|---|---|
|  |  |  | 切片 | 炮制，去皮<br>破成八片 |

以上五味药，用水八升，煎煮成三升，去掉渣滓，每次温服七合，一日服用三次。

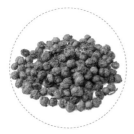 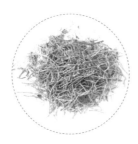 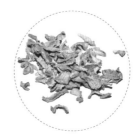

| 五味子半升 | 细辛一两 | 干姜 |
|---|---|---|

若出现咳嗽的，在原方的基础上加入五味子半升、细辛一两、干姜一两；若小便通畅的，去掉原方中的茯苓；若腹泻较甚的，去掉原方中的芍药，加入干姜二两；若出现呕吐的，去掉原方中的附子，加入生姜，与原方中的生姜用量相合为半斤。

## 方解

**真武汤是治疗少阴病阳虚水泛的主要方剂。**

少阴属心肾二脏，手少阴心属火，足少阴肾属水，在生理情况下，心火在上，肾水在下，心肾相交，水火既济，就能维持人体的正常生理活动。若肾阳虚衰，气不化水，则阴寒内盛，水气为患。因水气散漫，或聚或散，或上或下，故见证不一。证候不同，临床使用真武汤时也不必拘泥于成方，应根据具体证候注意加减。如本方中咳者，在成方的基础上加五味子以敛逆气，加细辛、干姜以散水寒；小便利者，去茯苓之渗利；下利者去芍药之破泄，加干姜之温中；呕者，去温肾阳的附子，加生姜足前成半斤，温胃散水以降逆气。

## 原文

少阴病，下利清谷，里寒外热，手足厥逆，脉微欲绝，身反不恶寒，其人面色赤，或腹痛，或干呕，或咽痛，或利止，脉不出者，通脉四逆汤主之。

### 译义

少阴病，腹泻完谷不化，手足冰冷，脉象微弱似有若无，身上反而不怕冷，患者面部发红，或者腹中疼痛，或者咽喉疼痛，或者腹泻过度而停止，摸不到脉搏，这是里真寒外假热的阴盛格阳证，用通脉四逆汤主治。

### 评析

○本条讲述了阴盛格阳于外的证治。

"里寒外热"是其证候特点，即里真寒而外假热。阴盛于里，阳气衰微至极，故出现下利清谷、手足厥逆、脉微欲绝等里寒症状；正阳微弱，虚阳被格拒于外，故出现身反不恶寒、面色赤等假热症状。

本证的病机是阴阳格拒，症情较重，故或然证较多。若脾肾阳虚，气血凝滞则腹痛；阴寒犯胃则干呕；虚阳上浮，郁于咽嗌则咽痛；阳气大虚，阴液内竭，则利止而脉不出。此种阳气衰微，虚阳被格于外的局面，治疗时当在温补虚阳的同时，解除内外格拒，故使用通脉四逆汤，破阴回阳，通达内外。

### 方剂

# 通脉四逆汤方

甘草二两，炙　附子大者一枚，生用，去皮，破八片　干姜三两，强人可四两

上三味，以水三升，煮取一升二合，去滓，分温再服，其脉即出者愈。面赤色者，加葱九茎。腹中痛者，去葱，加芍药二两。呕者，加生姜二两。咽痛者，去芍药，加桔梗一两。利止脉不出者，去桔梗，加人参二两。病皆与方相应者，乃服之。

## 通脉四逆汤方

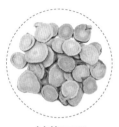

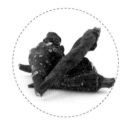

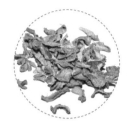

**甘草二两**

炙

**附子一枚大的**

生用，去皮，破成八片

**干姜三两**

强壮的人可用四两

以上三味药，用水三升，煎煮成一升二合，去掉渣滓，分两次温服。服药后患者脉搏马上浮现的，可望痊愈。

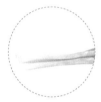

**葱白九根**　　**芍药二两**　　**生姜二两**　　**桔梗一两**　　**人参二两**

如果出现面部发红的，加入葱白九根；腹中疼痛的，去掉葱白，加入芍药二两；呕吐的，加入生姜二两；咽痛的，去掉芍药，加入桔梗一两；腹泻过度而停止，摸不到脉搏的，去掉桔梗，加入人参二两。病症必须都与方相对应，才能服用。

**方解**

**本方与四逆汤药味组成相同，只是附子、干姜的用量不同。**

四逆汤具有温中散寒、回阳救逆的功效，而本方倍用干姜，重用附子，使温中散寒、回阳救逆之力更峻。本方能使阳气恢复，阴气消散，阴阳相接，脉气通行，故名通脉四逆汤。

本方在临床使用时不必拘泥于成方，可根据具体证候注意加减。如本方中面赤色者，加入九根葱白以散寒通阳；腹中痛者，去掉葱白，加入芍药以调脾营血；呕者，加生姜以温中止呕；咽痛者，去掉芍药，加入桔梗以宣肺利咽；利止脉不出者，去掉桔梗，加入人参以大补元气。

**叶**

功效：祛风发汗、解毒消肿。

主治：感冒风寒、头痛鼻塞、身热无汗、中风、面目浮肿、疮痈肿痛、跌打创伤。

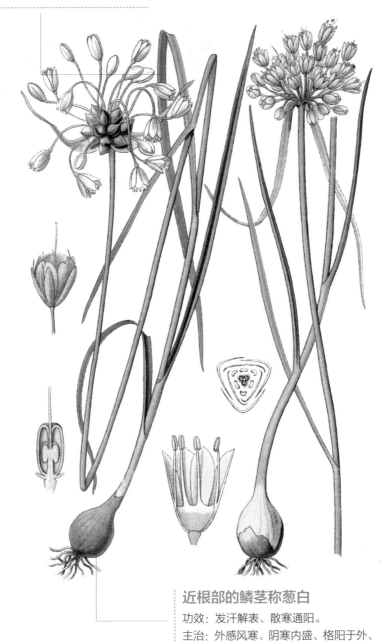

**近根部的鳞茎称葱白**

功效：发汗解表、散寒通阳。

主治：外感风寒、阴寒内盛、格阳于外、脉微、厥逆、腹泻、外敷治疗疮痈疔毒。

## 原文

少阴病，四逆，其人或咳，或悸，或小便不利，或腹中痛，或泄利下重者，四逆散主之。

## 译义

少阴病，四肢冷，患者或咳嗽，或心悸，或小便不通畅，或腹中疼痛、腹泻、下利兼后重的，皆因肝郁气滞所致，用四逆散主治。

## 评析

**○本条讲述了肝胃气滞，阳郁不伸的"四逆"治法。**

　　本条的主证是"少阴病，四逆"，是由于肝胃气滞，气机不畅，阳郁于里，不能通达四肢所致。本条或然证颇多，而这些症状的出现都与阳郁不伸有关。阳气内郁，首先影响气血升降。肝病影响肺气肃降，故见咳嗽；饮邪侮心，心包受病，故见心悸；三焦功能失常，水气不化，故小便不利；肝病影响腹胃脉络通达，故见腹中痛。胆主疏泄肠胃之气机，胆病则湿阻气滞于肠道，故见泄利下重。

　　因本证由外邪传经入里，气机郁遏，不得疏泄，阳气内郁所致，故治疗时以透邪解郁，疏肝理脾为主，用四逆散主治。

**方剂**

# 四逆散方

甘草，炙　枳实，破，水渍，炙干　柴胡　芍药

　　上四味，各十分，捣筛，白饮和服方寸匕，日三服。咳者，加五味子、干姜各五分，并主下利；悸者，加桂枝五分；小便不利者，加茯苓五分；腹中痛者，加附子一枚，炮令坼；泄利下重者，先以水五升，煮薤白三升，煮取三升，去滓，以散三方寸匕内汤中，煮取一升半，分温再服。

## 四逆散方

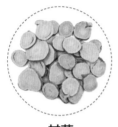

**甘草**

炙

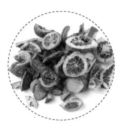

**枳实破开**

用水浸泡，炙干

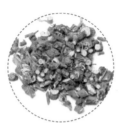

**柴胡**

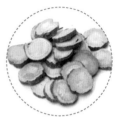

**芍药**

以上四味药，各用十分，捣细筛末，用白米汤调服一方寸匕，一日服三次。

**五味子**

**干姜**

**桂枝**

**茯苓**

**附子**

**薤白**

若咳嗽的，加五味子、干姜各五分，并主治腹泻；心悸的，加桂枝五分；小便不通畅的，加茯苓五分；腹中疼痛的，加附子一枚，炮至裂开；腹泻或下痢后重的，先用水五升，加入薤白三升，煎煮至三升，去掉渣滓，再取四逆散三方寸匕加入药汁中，煮至一升半，分两次温服。

## 方解

**本方为宣达阳郁之剂。**

方中柴胡苦平，入心包、三焦、肝、胆四经，可升发阳气，疏肝解郁，透邪外出，为君药；枳实苦寒，入肝、脾二经，可理气解郁，泄热破结；芍药味苦微寒，入心、肝、脾三经，可敛阴养血柔肝；甘草甘平，可调和诸药，益脾和中。四药相合，可使阳气畅达周身和四末，诸证自然解除。

方中对于或然证的治疗亦有记载，如咳者，是肺寒气逆，加五味子、干姜以温肺散寒止咳；悸者，是饮邪侮心，加桂枝以通阳化饮；小便不利者，是水气不化，加茯苓以淡渗利水；腹中痛者，加炮附子以散里寒；泄利下重者，是气郁于下，加薤白以利气滞。

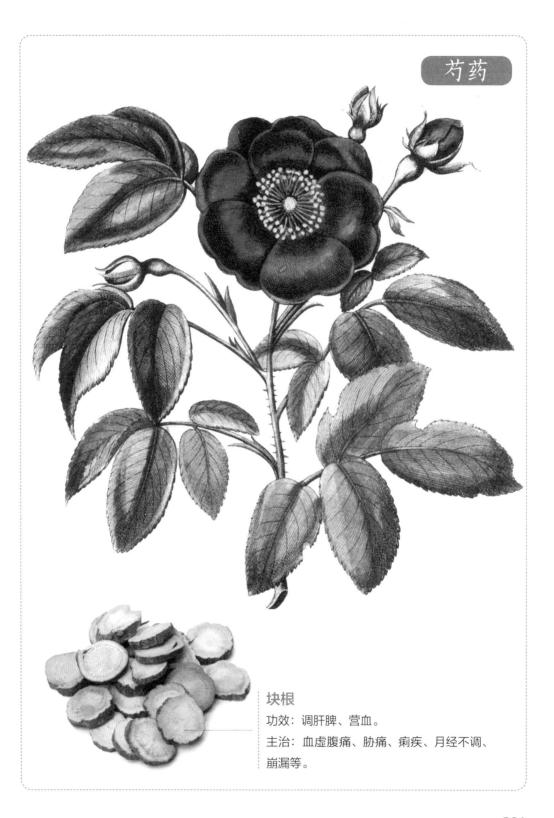

芍药

**块根**

功效：调肝脾、营血。

主治：血虚腹痛、胁痛、痢疾、月经不调、崩漏等。

# 第八章　辨厥阴病脉证并治

## 原文

　　厥阴之为病，消渴 ❶，气上撞心 ❷，心中疼热 ❸，饥而不欲食，食则吐蚘 ❹。下之利不止。

## 词解

❶ 消渴：饮水多而口渴仍不解。

❷ 气上撞心：此处的心，泛指心胸部位。患者自觉有气向心胸部冲逆。

❸ 心中疼热：胃脘部疼痛，伴有灼热感。

❹ 食则吐蚘：进食时吐出蛔虫。蚘，同"蛔"。

## 译义

　　厥阴上热下寒证的主要证候特征，是口渴能饮水，气逆上冲心胸，胃脘部灼热疼痛，腹中虽饥饿，但又不想进食，倘若进食就会出现呕吐或吐出蛔虫。若误用攻下，就会导致腹泻不止。

## 评析

　　○本条讲述了厥阴病上热下寒证的证候特征。

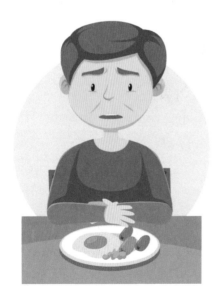

　　厥阴是六经传变的最后一个阶段，古言厥阴为三阴之尽，盖阴之初尽，即阳之初生。其病机特点是阴尽阳生，虚实相因，寒热错杂。厥阴属肝，肝主疏泄，邪犯厥阴，肝气上逆犯胃而为上热，肝气横逆伐脾而为下寒，形成上热下寒之证。

　　气郁化燥，胃热津伤，口渴思饮，故而消渴；胃热循经上扰，则气上撞心，心中疼热；胃热消谷，嘈杂似饥；肝木犯脾，致脾气虚寒，失于运化，故虽饥而不欲饮食；脾虚肠寒，若已感染蛔虫，则易于扰动，故食则吐蚘。

　　本证属上热下寒证，治疗宜用清上温下法，若误用攻下，则更伤脾阳，脾气下陷，而利下不止。

## 原文

厥阴中风，脉微浮为欲愈，不浮为未愈。

### 译义

厥阴感受风邪，若脉象微微见浮，这是病将要痊愈，若脉象不浮的，这是疾病尚未好转。

### 评析

○本条讲述了从脉象判断厥阴中风的预后。

邪入厥阴，病邪在里，若脉象微浮，是正气胜邪，阳气来复的征兆，故为欲愈；若脉象不见微浮，是阴邪尚盛，阳气未复，则正不能奋起抗邪，故为未愈。

## 原文

厥阴病，欲解时，从丑至卯上 。

### 词解

❶ 从丑至卯上：丑、寅、卯三个时辰，约夜间一时至早晨七时之间。

### 译义

厥阴病即将解除的时间，一般在夜间一时至早晨七时之间。

### 评析

○本条讲述了厥阴病欲解的时辰。

丑至卯是自然界阴尽阳生的阶段，此时段自然之气与人体厥阴经气相同，此时厥阴得阳气相助，正气渐充，其病易解。

本条并不是说，凡厥阴病皆可在此三时痊愈，而是说此三时乃厥阴经气得渐生的自然之气相助之时，故厥阴病往往在此三时内得到缓解或痊愈。

## 原文

厥阴病，渴欲饮水者，少少与之愈。

## 译义

厥阴虚寒证，出现口渴想要喝水的，是阴寒邪去、阳气回复的征象，可以让患者少喝些许汤水，则可痊愈。

## 评析

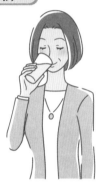

 **本条讲述了厥阴病阳复口渴的处理。**

"渴欲饮水，少少与之愈"，由此可见，本条并非邪热亢盛，而是阴寒邪去而津未及生，或阳气回复而津未及布，故曰"少少与之"，意在告人，久病初愈，胃气未复，当护理有方，不可恣饮无度，以免有停饮不化之弊。

## 原文

诸四逆厥者，不可下之，虚家亦然。

## 译义

凡属虚寒厥逆证，治疗时不能使用攻下法，凡身体虚弱的，治疗时也不可使用攻下法。

## 评析

**本条讲述了虚寒厥证的治疗禁忌。**

厥逆是一种症状，其有属虚寒，亦有属实热。本条中"诸"指的是多数虚寒性厥证，而不是指全部；下之中的"下"是指包括清下之类的多种祛邪方法。虚寒厥证是由正虚所致，若误用祛邪之法，则会使正气愈加耗散。由此推理，无论是否有厥逆的表现，凡是虚证，均不可单纯使用祛邪之法。

伤寒先厥，后发热而利者，必自止，见厥复利。

伤寒病，先出现四肢厥冷，之后转为发热的，为阴去阳复之象，此时虽有腹泻，一定会自行停止。若再转为四肢厥冷，为阴进阳退，腹泻就会再次出现。

## 评析

○ 本文讲述了从患者厥、热变化推测阳气消长以及病情转归。

四肢厥冷并见腹泻，且腹泻呈现出发热时自行停止，厥冷时又出现腹泻的特征，此证候性质多属虚寒。此类厥利并见的厥属于真正的寒厥，利属于真正的寒利，故患者必会出现阳伤寒盛之象，如畏寒肢冷、下利清冷、脉细微等。

虚寒证厥、热交替，腹泻会随之进退，这是患者阳气盛衰的表现。阳虚寒盛可致患者四肢厥冷、腹泻，若阳气回复，正与邪相争，比出现发热症状，而腹泻也会随着阳气恢复而自行停止；反之，若阳气未及，或微弱阳气再度耗散，则复见四肢厥冷、腹泻。

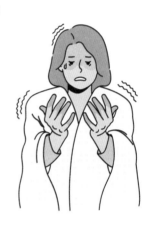

伤寒始发热六日，厥反九日而利。凡厥利❶者，当不能食，今反能食者，恐为除中❷。食以索饼❸，不发热者，知胃气尚在，必愈，恐暴热来出而复去也。后三日脉之❹，其热续在者，期之旦日夜半愈。所以然者，本发热六日，厥反九日，复发热三日，并前六日，亦为九日，与厥相应，故期之旦日❺夜半愈。后三日脉之，而脉数，其热不罢者，此为热气有余，必发痈脓也。

❶ 厥利：四肢厥冷而又下利。

❷ 除中：中气败绝的一种证候。即本应不能食，而反能食。

❸ 索饼：即面条。

❹ 脉之：诊察疾病的意思。

❺ 旦日：明日。

译义

伤寒病，开始发热六天，四肢厥冷及腹泻反有九天。凡是四肢厥冷而腹泻的，一般为阳衰阴盛，应当不能饮食，现在反而能够饮食，唯恐是中气败绝的除中证。此时，可给患者试探性地吃一些面条之类的食物。若吃后突然发热而又猝然退去的，是除中证。若吃后不出现这种发热的，可以断定胃气依然存在，其能食是阳复的表现，就一定会痊愈。第二天进行诊察，患者发热继续存在的，可以推测第二天半夜痊愈。这样的原因是原先发热六天，其后四肢厥冷九天，再发热三天，与原先发热的六天相加，也是九天，与四肢厥冷的日期相等，所以预测第二天半夜痊愈。三天后再进行诊察，如果出现脉数不除、发热不退的，这是阳复太过，阳热有余，疮痈脓疡的变证就一定会形成。

评析

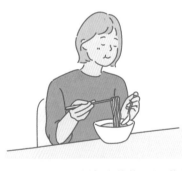

◎本条讲述了从厥、热长短推测疾病的不同转归。

患者发热六天，四肢厥冷却有九天，并且伴有腹泻，此为厥多于热，是阳衰阴盛的表现。患者阳气衰微，脾胃消磨功能下降，当不能饮食。若反见可饮食者，其病症与病机不符，恐是除中证。因胃气未大虚者或胃气欲绝（除中）者均能够饮食，但两者性质不同，故临床需仔细观察分析。

索饼乃面制条索状物，其进入胃肠中，必须依赖中气消磨，故"食以索饼"能够验证中气存亡。胃气虚微之人，在消磨索饼的过程中，必使中气更伤，从而导致阳气浮散，索饼积停于中焦，虚阳出入受阻，因而患者突然发热，且其热暴来暴去，是虚阳外散之象；中虚不甚之人，食入索饼后，虚阳未至外浮，通常无发热症状，疾病常可痊愈；胃气由虚转实之人，食入索饼后，也可能出现发热症状，但其发热是持续不断，而非暴来暴去，其预后又与患者的厥热胜复有关。

从本条中"本发热六日，厥反九日，复发热三日，并前六日，亦为九日，与厥相应，故期之旦日夜半愈。"可知，厥、热并存时，发热天数与四肢厥冷的天数相等，是疾病向愈之兆。若食入索饼后，脉数不除、发热不退，是阳复太过，热气偏亢，常形成痈脓的变证。

## 原文

伤寒，脉迟六七日，而反与黄芩汤彻❶其热，脉迟为寒，今与黄芩汤，复除其热，腹中应冷，当不能食，今反能食，此名除中，必死。

### 词解

❶ 彻：通"撤"，除去的意思。

### 译义

外感病脉迟，病经六七日，却反用黄芩汤清除其热。脉迟本属虚寒证，现在却反而用黄芩汤清热，必使阴寒更甚，腹中会更加寒冷，按理应当不能饮食，现在反而可以进食的，这种证候名为除中，预后不良。

### 评析

○本条讲述了虚寒证误用苦寒药，致成除中证。

伤寒病出现脉迟症状，且病程已经有六七天之久，为寒气已深。今反用黄芩汤寒药，两寒相搏，胃中当冷，冷不消谷，则不能食，今反能食，是除中证。

本已阳气大虚，治疗当急予温补，而今误以为有热而用黄芩汤清热，使阳气更伤，胃气更形斫伤，四时皆以胃气为本，胃气已绝，古云必死。

## 原文

伤寒先厥后发热，下利必自止，而反汗出，咽中痛者，其喉为痹❶。发热无汗，而利必自止，若不止，必便脓血，便脓血者，其喉不痹。

### 词解

❶ 其喉为痹：咽喉部肿痛闭塞。

外感病，先见四肢厥冷而又腹泻，以后转为发热的，是阳复阴退，其腹泻一定会自然停止。若发热反见汗出、咽喉红肿疼痛的，是阳复太过、邪热上迫，则会产生咽喉部肿痛闭塞的变证。若发热无汗、腹泻不止的，是阳复太过、邪热下迫，就会出现下利脓血的变证。若出现下利脓血，则不会发生喉痹。

## 评析

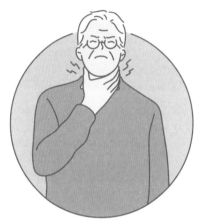

○ 本条讲述了先厥后热、阳复太过两种病变转归。

伤寒厥逆且伴有腹泻，此乃阳虚气陷，阴寒内盛的缘故。向发热转化，是阳气回复、正气奋起抗邪的表现。阳复阴退，患者腹泻自止。发热是机体正气渐旺的预兆，通过自身调节，患者脉象趋于和缓，周身温暖舒适，疾病常可向愈。

但是阳气来复不可太过，阳复太过，转归有二：一是邪热熏蒸而上，迫液外泄则汗出，上灼咽喉则咽痛喉痹，且常伴见口渴心烦、舌红苔黄脉数等表现；二是邪热内陷，故无汗，损伤下焦血分，故下利脓血。热邪攻于上则不从下泄，泄于下则不干于上，以上两种病变转归不一定同时出现，故曰"便脓血者，其喉不痹"，以示病机各有侧重。

## 原文

伤寒一二日至四五日，厥者必发热。前热者后必厥，厥深者热亦深，厥微者热亦微。厥应下之，而反发汗者，必口伤烂赤❶。

## 词解

❶ 口伤烂赤：口舌生疮，红肿糜烂。

## 译义

外感病，起病一两日到四五日，若四肢厥冷的，厥冷前必曾发热。若先前发热的，其后必然会出现四肢厥冷，厥冷程度严重的，郁闭的热邪就深重，厥冷程度轻微的，郁闭的热邪也就轻微。这种厥逆，是由于热郁于里，所以治疗宜用清下法，如果误用汗法，势必导致口舌生疮、红肿糜烂等变证。

## 评析

○ 本条讲述了热厥证病机、治疗原则及误治的变证。

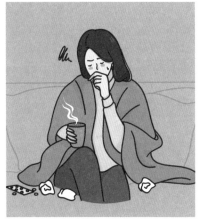

文中"伤寒一二日至四五日"是指发病经过的时间。"厥者，必发热"与"前热者后必厥"说明患者之厥起于发热之后，四肢虽冷，但身反发热。热厥的病机病症是热邪内伏，阳气闭郁于内不达四肢。因热厥的形成与热邪郁伏有关，故曰"厥深者热亦深，厥微者热亦微"，即热厥的轻重与热郁的程度成正比，热邪郁伏愈深，四肢厥冷愈严重；热邪郁伏愈轻，四肢厥冷亦轻。

"厥应下之"是热厥的治法，而此处下法不应理解为单纯的攻下，当包括清、下等一切能祛除邪热的方法，要根据热厥证候的多样性及其热势轻重，随症选用。

热厥是因热邪郁伏于里所致，发汗是本证的治疗禁忌，若误用汗法，则伤津助热，导致邪热愈炽，火热上炎，出现口伤烂赤的变证。

## 原文

伤寒病，厥五日，热亦五日，设六日当复厥，不厥者自愈，厥终不过五日，以热五日，故知自愈。

## 译义

伤寒病，四肢厥冷五天，发热也是五天，若到了第六天，应当再现四肢厥冷，若不出现四肢厥冷的，则会自行痊愈，这是因为四肢厥冷总共只有五天，而发热也是五天，四肢厥冷与发热时间相等，阴阳趋于平衡，故得知会自行痊愈。

中医视频课

## 评析

○ **本条讲述了厥热相等，为疾病向愈之候。**

盛极必反，是事物发展的规律。病在厥阴，若邪热亢盛，然盛极必反，阳极反阴，便会出现厥冷的症状。若阳气微，阴寒胜则必厥冷，盛极必反，阴极则阳生，当阳气来复，正气胜邪而病机向外，阳气外张则可转为发热。若正气内怯，则病邪入里，阳衰而又复转为厥冷。

本条正是根据厥、热时间的长短来预测正邪消长、病势进退的。伤寒病程中，阴胜的四肢厥冷为五天，阳复的发热也是五天，若第六天没有再见四肢厥冷，则是机体阳气恢复的表现，此时厥、热的时间相等，是为阴阳平衡，故为疾病向愈之候。

## 原文

伤寒脉微而厥，至七八日肤冷，其人躁无暂安时者，此为藏厥❶，非蛔厥❷也。蛔厥者，其人当吐蛔。令病者静，而复时烦者，此为藏寒❸，蛔上入其膈，故烦，须臾复止，得食而呕，又烦者，蛔闻食臭出，其人常自吐蛔。蛔厥者，乌梅丸主之，又主久利。

## 词解

❶ 藏厥：即脏厥，指内脏真阳极虚而引起的四肢厥冷。
❷ 蛔厥：因蛔虫窜扰而引起的四肢厥冷。蛔，同"蛔"。
❸ 藏寒：这里指肠中虚寒。

## 译义

外感病，脉象微而四肢厥冷，时至七八天，出现周身肌肤都冰冷，患者躁扰不安，没有片刻安静，这是内脏阳气极虚所致的脏厥证，并非蛔厥证。蛔厥证的证候，是患者有发作性的心烦腹痛。让患者安静却又时而发作心烦腹痛，这是肠中有寒，蛔虫不安其位向上钻入膈内（胆道）所致，过一会儿烦痛就会缓解。进食后，又出现呕吐、腹痛而烦的，是蛔虫闻到食物气味上扰而致。此外，患者常有呕吐蛔虫的表现。蛔厥证，可用乌梅丸主治，乌梅丸还可主治久泻。

○ 本条讲述了脏厥与蛔厥的辨证以及蛔厥的治法。

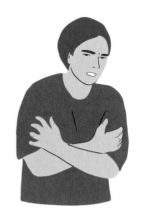

脏厥与蛔厥，都可见到脉微肢厥，脏厥的厥冷程度严重，蛔厥的厥冷程度较轻。

患者四肢厥冷且脉象微弱，病程已长达七八天，其周身肌肤冰冷，患者躁扰不安，没有片刻的安静，这是脏厥证，而不是蛔厥证。脏厥证是真阳衰弱，阳虚不能温煦四肢，且机体失却温养，故患者不仅四肢冷，肌肤亦冷；因阳气大虚，浮游不定，故而躁扰不安的症状明显。

蛔厥证虽然脉微肢厥，却无肤冷，本证的厥缘自蛔虫不安而向上窜扰，致使阴阳逆乱，患者必有吐蛔的病史，且时静时烦，得食而呕又烦。蛔厥虽起于蛔虫窜扰，但在机体却表现为肝胆郁热、肠中阳虚生寒的上热下寒证，故治疗时宜用苦酸辛寒热并用的乌梅丸，此方可清泄上热、温脏安蛔，故能主治蛔厥。

综上分析，脏厥的病情要比蛔厥严重得多，故两者预后也迥然不同，脏厥的病情危重，预后不良，蛔厥则预后较好，临床时当认真鉴别。

**方剂**

# 乌梅丸方

乌梅三百枚　细辛六两　干姜十两　黄连十六两　当归四两　附子六两，炮，去皮　蜀椒四两，出汗❶　桂枝六两，去皮　人参六两　黄柏六两

上十味，异捣筛，合治之，以苦酒渍乌梅一宿，去核，蒸之五升米下，饭熟捣成泥，和药令相得，内臼中，与蜜杵二千下，丸如梧桐子大。先食饮服十丸，日三服，稍加至二十丸。禁生冷、滑物、臭食❷等。

**词解**

❶ 出汗：指以微火炒蜀椒，使其所含水分及油质向外蒸发。

❷ 臭食：指香味浓烈的食物。

## 乌梅丸方

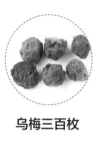
乌梅三百枚

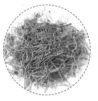
细辛六两

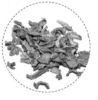
干姜十两

黄连十六两

当归四两

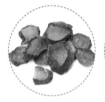
附子六两
炮制，去皮

蜀椒四两
出汗

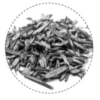
桂枝六两
去皮

人参六两

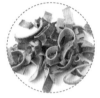
黄柏六两

以上十味药，除乌梅外，余药分别捣细筛末，然后混合研制。另把乌梅放入米醋中浸泡一晚上，去掉内核。再将乌梅放在蒸具内，上面覆盖五斗米共蒸，待米蒸熟后捣成泥状，与上药末混合均匀，放入药臼中，加入蜂蜜，用棒槌热二千下，制作成如梧桐子一般大的丸药。每次饭前吞服十粒丸药，一日服三次。此后，再慢慢加量到每次服二十粒丸药。服药期间，禁食生冷、黏滑、有浓烈气味的食品。

## 方解

本方由乌梅、细辛、干姜、黄连、当归、附子、蜀椒、桂枝、人参、黄柏等十味药组成。

其中乌梅为君药，可敛肝安蛔，制木火之横逆上亢；细辛、蜀椒辛温，辛可伏蛔，温能祛寒；黄连、黄柏苦寒，苦能下蛔，寒能清热；附子、干姜、桂枝温阳散寒；人参、当归可补气养血。诸药合用，寒热并行，清上温下，辛开苦降，相辅相成。

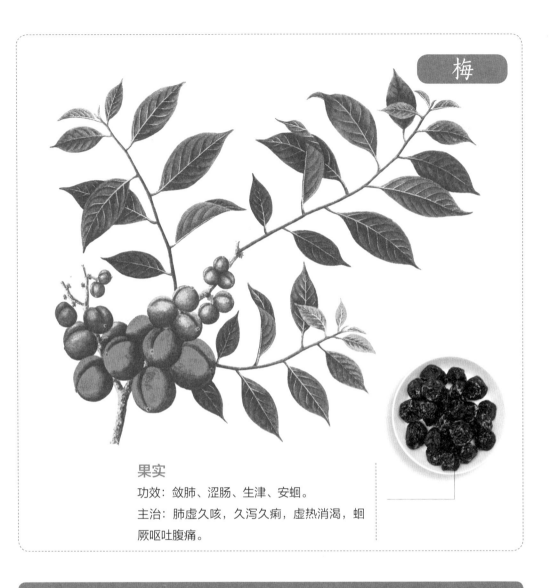

梅

果实

功效：敛肺、涩肠、生津、安蛔。

主治：肺虚久咳，久泻久痢，虚热消渴，蛔厥呕吐腹痛。

## 原文

伤寒厥四日，热反三日，复厥五日，其病为进，寒多热少，阳气退，故为进也。

 译义

外感病，四肢厥冷四天，而发热仅有三天，又见四肢厥冷五天，这是病势在进展。因为四肢厥冷的时间多而发热的时间少，为阳气衰退，所以说是病情进展。

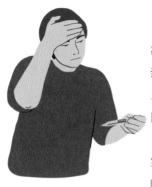

○ **本条讲述了厥多热少，为阳退病进。**

厥、热交替出现及其时间长短，是厥阴病在发展过程中阴阳消长的外在表现。患者因阳气衰微而见四肢厥冷，四日后续见发热，此为阳气回复的征兆，但发热仅有三天，而复见四肢厥冷，且时间长达五日，这说明机体阳气来复不及，且有衰退之势，故曰"其病为进"。

根据《伤寒论》原文精神，以先热后厥为热厥，先厥后热为寒厥来区分，本证属于寒厥。寒厥，厥多热少，说明阴寒邪甚，阳气衰微，故为进也。

# 原文

伤寒六七日，脉微，手足厥冷，烦躁，灸厥阴 ❶，厥不还者，死。

## 词解

❶ 灸厥阴：灸厥阴经的穴位。

## 译义

外感病六七天时，脉象微弱，四肢厥冷，烦躁不安，应当急灸厥阴的经穴。若灸后四肢厥冷仍不转温的，属于死证。

## 评析

○ **本条讲述了寒厥治以灸法而厥不回者为死候。**

伤寒六七日，即疾病已入厥阴。症见脉微，四肢厥冷，是阳衰阴盛的表现。阳气衰微而虚阳欲脱，故见烦躁。此时证情既重且急，恐汤药缓不济急，故宜用温灸急救回阳，以散阴邪而复阳气。若灸后四肢转温，烦躁消除，表明阳气来复，尚有生机；若灸后四肢仍未转温，说明阳微殆尽，故断为死候。

本条中张仲景概言"灸厥阴"，而未言明具体穴位，后世补充了太冲、行间、章门、关元、气海等，可供参考。

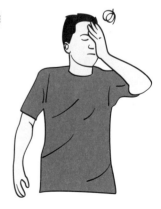

## 原文

伤寒六七日，不利，便发热而利，其人汗出不止者，死，有阴无阳  故也。

### 词解

❶ 便发热而利：忽然发热而又腹泻。

❷ 有阴无阳：只有阴邪而无阳气。

### 译义

伤寒病六七日，本来并不腹泻，忽然出现发热腹泻，患者大汗淋漓，汗出不止的，是阴邪独盛，阳气亡越的缘故，属于死候。

### 评析

◉ 本条讲述了阴盛亡阳的危候。

伤寒六七日，为病入三阴之时，但因未见下利，亦未发热，说明病虽属三阴，但阳虚却不太甚。其后忽然出现发热，而又下利，且汗出不止，是病情出现了新的变化。发热似为阳气来复，正奋起抗邪的征兆，但阳复一般不应有下利与汗出不止，由此可见，本证病势未减轻而是趋于严重。

对于厥阴病的发热，要分辨是阳复发热，还是阳越发热。阳复发热，当厥阴消除，下利自止，病情转轻；阳越发热，则厥逆不止，下利加重，躁不得卧，汗出不止。今发热与下利并见，这种发热，是阴邪太甚，阳气亡越的表现。阳虚失固，所以大汗淋漓，汗出不止。因汗出不止，则阳气尽脱，故为死候。

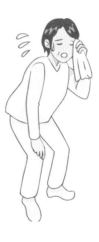

## 原文

发热而厥，七日下利者，为难治。

### 译义

发热而四肢厥冷，到第七天又发生腹泻的，属难治之候。

**评析**

○ 本条讲述了厥证下利的预后判断。

厥证下利且见发热者，既有阴盛阳衰，阳气外浮所致，亦有因热邪内闭、热逼阴泄者而成，所以有寒厥、热厥之分。本条为阴寒内盛，阳气外浮而呈现的发热厥利，厥逆与下利并见，阳气有时时欲脱之危，与一般虚寒厥证相比，证情尤重，故属难治之候。

## 原文

手足厥寒，脉细欲绝者，当归四逆汤主之。

### 译义

手足厥冷，脉象很细，好像要断绝一样的，用当归四逆汤主治。

**评析**

○ 本条讲述了血虚寒凝致厥的证治。

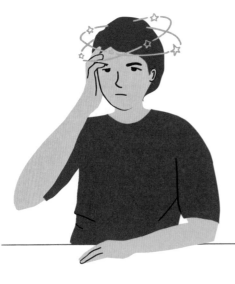

本证中"手足厥寒"是说其部位尚局限在四肢末端，说明其逆冷程度不甚；"脉细欲绝"反映其血虚寒凝，不能荣于脉中的病理本质。气为血之帅，血为气之母，阳气不足不仅不能温煦四肢末端，更不能推动血行，载气以温四末。由此可知，此类患者除症见阳气不足、阴血亏虚所致的"手足厥寒，脉细欲绝"之外，更当见血虚、寒凝的相应表现，如血虚患者常见面色萎黄不华、头晕心悸、唇色淡白等症状，寒凝患者常见手足遇冷青紫、舌有紫气紫斑等。

本证为阳气不足，温煦不力，血虚寒凝所致，治疗时当温经散寒、益养阴血、复脉通经，故用当归四逆汤。

# 当归四逆汤方

当归三两　桂枝三两，去皮　芍药三两　细辛三两　甘草二两，炙　通草二两　大枣二十五枚，擘，一法十二枚

上七味，以水八升，煮取三升，去滓，温服一升，日三服。

## 组成和用法

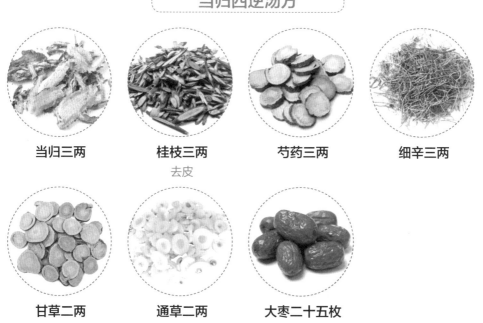

当归四逆汤方

当归三两

桂枝三两
去皮

芍药三两

细辛三两

甘草二两
炙

通草二两

大枣二十五枚
剖开（另一法用十二枚）

以上七味药，用水八升，煎煮成三升，去掉渣滓，每次温服一升，一日服用三次。

**方解**

　　本方是桂枝汤的变方，以桂枝汤去生姜，增大枣用量，并伍入当归、细辛、通草而成。

　　方中桂枝、细辛可散表里之寒邪，温阳通脉；当归辛温，与芍药相伍，可养血和营；通草入经通脉，可助桂枝、细辛、当归通血脉之力；甘草、大枣甘温补中，温养脾气；诸药合用，为温经散寒、养血通脉之剂。

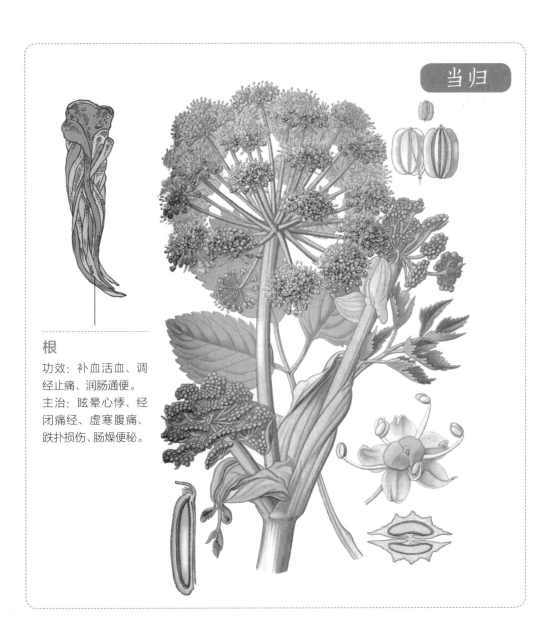

当归

**根**

功效：补血活血、调经止痛、润肠通便。

主治：眩晕心悸、经闭痛经、虚寒腹痛、跌扑损伤、肠燥便秘。

218

中医视频课

## 原文

若其人内有久寒者，宜当归四逆加吴茱萸生姜汤。

**译义**

若患者体内素有寒饮停滞，而又见上症的，适宜用当归四逆加吴茱萸生姜汤治疗。

**评析**

○ 本条讲述了血虚营寒兼有寒饮的证治。

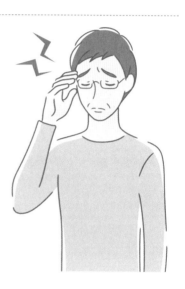

本条紧接上条，是在血虚寒凝的基础上又兼久寒，病情仍以血虚寒凝为主，故当有前条所述诸证。若患者内平素有久寒，故在使用当归四逆汤时，需加入吴茱萸、生姜以散寒涤饮、降逆温中，即当归四逆加吴茱萸生姜汤。

因吴茱萸、生姜两味药入肝胃二经，故可知其寒为肝胃之寒。肝胃有寒，并结合后述吴茱萸汤证的表现，可推知本证兼有干呕、吐涎沫、头痛、食谷欲呕等寒在肝胃的证候表现。

方剂

## 当归四逆加吴茱萸生姜汤方

当归三两　芍药三两　甘草二两，炙　通草二两　桂枝三两，去皮　细辛三两　生姜半斤，切　吴茱萸二升　大枣二十五枚，擘

上九味，以水六升，清酒六升和，煮取五升，去滓，温分五服。一方水酒各四升。

219

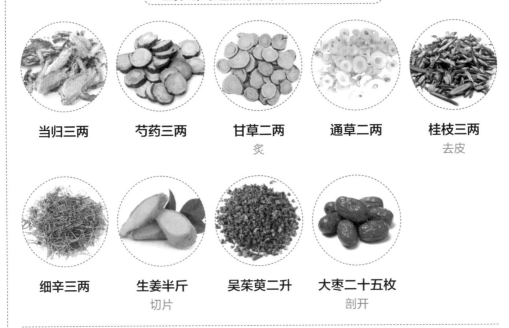

**当归四逆加吴茱萸生姜汤方**

当归三两

芍药三两

甘草二两
炙

通草二两

桂枝三两
去皮

细辛三两

生姜半斤
切片

吴茱萸二升

大枣二十五枚
剖开

以上九味药，用水六升，与陈米酒六升混合，煎煮成五升，去掉渣滓，分五次温服。另一方用水和陈米酒各四升。

**方解**

**本方是当归四逆汤加吴茱萸、生姜、清酒组成。**

方中吴茱萸、生姜之辛热，可温降肝胃，对于肝胃虚寒，气机上逆者实属对证。汤内加清酒煎煮，酒之性大热，味甘而辛，可润肝燥，通血脉，散寒邪，加入本方，可增强其通阳散寒之力。

大汗出，热不去，内拘急 ，四肢疼，又下利厥逆而恶寒者，四逆汤主之。

**词解**

❶ 内拘急: 腹中挛急不舒。

**译义**

大汗淋漓，而发热仍不退，腹中挛急不舒，四肢疼痛，又见腹泻、四肢厥冷而怕冷的，是阴盛阳亡的征象，用四逆汤主治。

**评析**

○本条讲述了阳虚阴盛寒厥证兼有表邪不去的证治。

本条证候是阴盛于内，阳亡于外。大汗出而热不去，是阳从汗亡，邪不从汗解。阳气外亡，阴寒内生，故腹中拘急不舒；阳衰不能温煦四肢，阴脱不能濡养筋骨，故四肢疼痛；阳虚寒盛，故而伴有腹泻、四肢厥冷而恶寒。

从"热不去"来看，发热乃原有症而非续发症，与"恶寒"联合分析，阳气外浮本不应有恶寒，仅"热不去"仍有"恶寒"，此为表证未除。

本证为阳虚阴盛寒厥证兼有表邪不去，治疗时使用表里同病先里后表的方法，故以四逆汤主治。

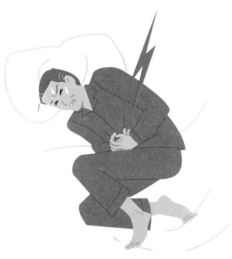

**原文**

伤寒厥而心下悸，宜先治水，当服茯苓甘草汤，却 ❶ 治其厥；不尔 ❷，水渍入胃 ❸，必作利也。

❶ 却：然后。

❷ 不尔：不这样。指不先治水。

❸ 水渍入胃：水饮渗入肠中，此处胃实指肠。

**译义**

伤寒病，四肢厥冷，而又心下悸动，是因水饮所致，应先治其水饮，当服茯苓甘草汤，然后再治四肢厥冷。如果不这样，则水饮渗入肠中，势必发生腹泻。

**评析**

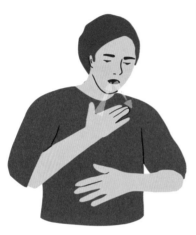

○ **本条讲述了水饮内停至厥的证治。**

厥冷的致病因素很多，如热、寒、血虚、阳微等，正所谓治病必求其本，所以当从这些致病因素进行针对性治疗，即不治其厥而厥自治。从本条"厥而心下悸，宜先治水"可知，致厥的原因是水饮内停。水饮内停于胃肠，阳气被遏，不能外达于四肢，故四肢厥冷。治疗时自应先治其水，水散则阳气得通，厥冷、心悸不治自除，故用茯苓甘草汤温胃散水。

若不先治其水，就违反了治病求本的原则，水饮势必会下渗入肠中，从而发生腹泻的变证。

# 原文

伤寒六七日，大下后，寸脉沉而迟，手足厥逆，下部脉 ❶ 不至，喉咽不利 ❷，唾脓血，泄利不止者，为难治，麻黄升麻汤主之。

**词解**

❶ 下部脉：指尺脉。

❷ 喉咽不利：咽喉疼痛，吞咽困难。

**译义**

外感病六七天，峻下以后，出现寸部脉沉而迟，尺部脉不现，手足厥冷，咽喉疼痛，吞咽困难，唾吐脓血，腹泻不停的，属难治之症，用麻黄升麻汤主治。

◇ 本条讲述了阳虚阴盛寒厥证兼有表邪不去的证治。

外感病至六七天，邪气当已传里，若表邪未尽解，仍当解表邪，若表邪已解而兼有里证，当攻其里，这是先表后里的治疗原则。若伤寒不先解表而误用大下，其病不仅不除，反而会导致邪不外泄，反陷入里。邪气内陷最易内归于肺，而咽喉为肺与外界相通之要冲，肺热上冲，壅聚于喉，故有咽喉不利；肺热内闭，壅遏气血，化为脓血，故见唾脓血的症状；肺热内闭，阳气内郁不得外达四肢，故见手足厥逆；阳伤而脾寒气陷，故有泄利不止的症状；肺热内闭，气血阻遏，故而出现寸部脉沉而迟之象。

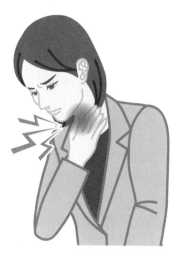

本证属邪陷阳郁，肺热脾寒，清上热则碍脾气，温脾阳又恐助上热，故曰"难治"。针对如此复杂的证候，可用复方治疗，温清并用、补泻并投，用麻黄升麻汤主治，发越郁阳，兼清肺温脾，滋养营血。

**方剂**

# 麻黄升麻汤方

麻黄二两半，去节　升麻一两一分　当归一两一分　知母十八铢　黄芩十八铢　葳蕤❶十八铢，一作菖蒲　芍药六铢　天门冬六铢，去心　桂枝六铢，去皮　茯苓六铢　甘草六铢，炙　石膏六铢，碎，绵裹　白术六铢　干姜六铢

上十四味，以水一斗，先煮麻黄一两沸，去上沫，内诸药，煮取三升，去滓，分温三服，相去如炊三斗米顷，令尽，汗出愈。

❶ 葳蕤：即玉竹。

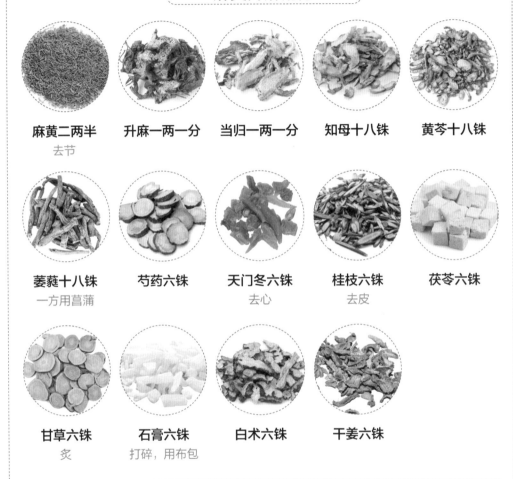

## 麻黄升麻汤方

**麻黄二两半**
去节

**升麻一两一分**

**当归一两一分**

**知母十八铢**

**黄芩十八铢**

**萎蕤十八铢**
一方用菖蒲

**芍药六铢**

**天门冬六铢**
去心

**桂枝六铢**
去皮

**茯苓六铢**

**甘草六铢**
炙

**石膏六铢**
打碎，用布包

**白术六铢**

**干姜六铢**

以上十四味药，用水一斗，先放入麻黄煎煮一二沸，除掉上面的浮沫，再加入其他药物，煎煮成三升，去掉渣滓，分三次温服。在大约相距做熟一顿饭的时间内把药服完，药后汗出就会痊愈。

**本方是《伤寒论》中最大的一个方剂，药物较多，方组复杂。**

方中重用麻黄，与石膏、甘草相伍，发越内郁之阳，清泻肺热，为越婢汤主药；升麻一药兼三用，一可助麻黄升散之力，二可引黄芩、知母等苦寒之味入肺之高位以清肺热，三可增甘温之剂以举脾气下陷之能；当归、菱蕤、天冬、芍药可养阴血，滋肺燥；以上几组配伍主清上肺。桂枝、茯苓、白术、干姜、炙甘草等甘温之品，温中祛寒、运脾通阳，此组主温下脾。本方虽温清并用、补泻并投，但从以上方组配伍可知，本方侧重清上热，而温脾之药量殊少，由此亦可看出本证肺热上壅较重、脾气虚寒较轻。

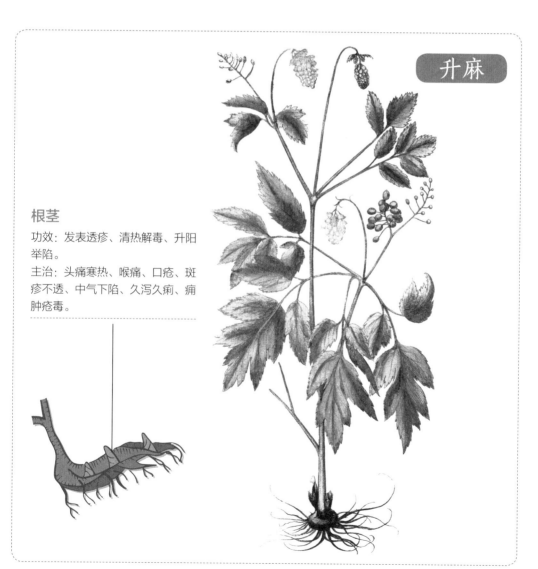

**升麻**

根茎

功效：发表透疹、清热解毒、升阳举陷。

主治：头痛寒热、喉痛、口疮、斑疹不透、中气下陷、久泻久痢、痈肿疮毒。

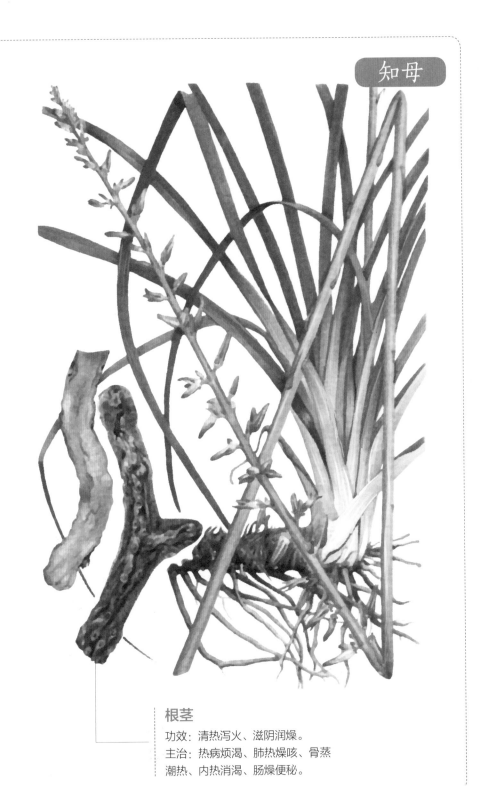

知母

根茎
功效：清热泻火、滋阴润燥。
主治：热病烦渴、肺热燥咳、骨蒸
潮热、内热消渴、肠燥便秘。

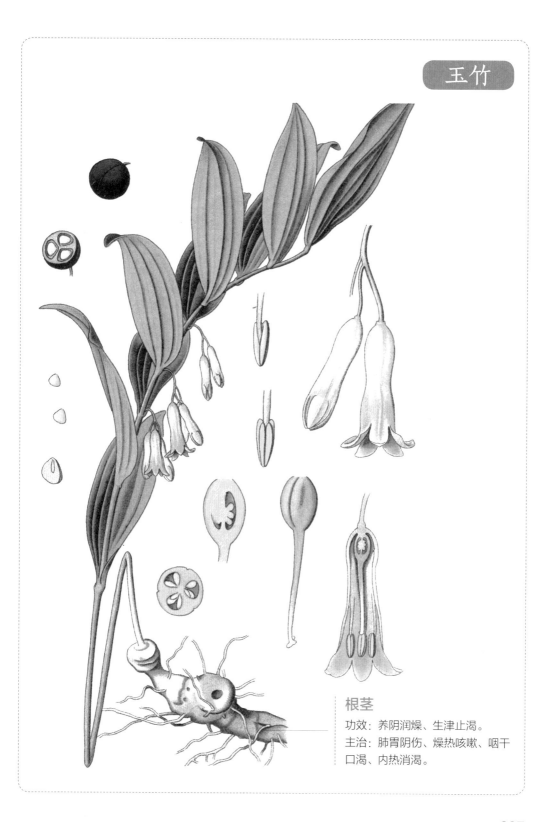

玉竹

**根茎**

功效：养阴润燥、生津止渴。

主治：肺胃阴伤、燥热咳嗽、咽干口渴、内热消渴。

中医视频课

## 原文

伤寒四五日，腹中痛，若转气下趣❶少腹者，此欲自利也。

**词解**

❶ 下趣：转气向下迫近少腹。趣，同"趋"。

**译义**

外感病四五天，腹中疼痛，若腹内有气转动下行趋向小腹的，这是即将腹泻的先兆。

**评析**

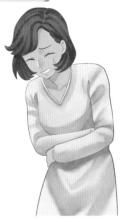

◎本条讲述了伤寒病程中欲作下利的先兆。

　　本条中"四五日"乃假定之期。外感病四五天，患者出现腹中疼痛的症状，并自觉腹中之气有下趋之势，且腹痛亦随气而下，直至少腹，这是即将要发生下利的先兆。本证在此处乃厥阴阳虚寒盛下利，从临床上分析，本证所出现的证候，除属厥阴之外，亦有在太阴者。即使病入厥阴，亦有因肝热内迫、肠道湿热内蕴、寒热错杂等因素导致下利，故临床须结合其他证候认真分辨。

## 原文

伤寒本自寒下，医复吐下之，寒格❶更逆吐下，若食入口即吐，干姜黄芩黄连人参汤主之。

**词解**

❶ 寒格：上热与下寒相格拒，致饮食入口即吐，故称"寒格"。

**译义**

伤寒病本因虚寒而腹泻，医生又误用涌吐、泻下的方法治疗，以致上热与下寒相格拒，若再次误用吐下，出现饮食入口即吐的，用干姜黄芩黄连人参汤主治。

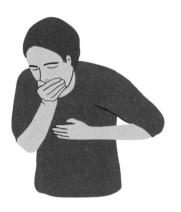

## 评析

> ○ 本条讲述了误治形成寒格的变证及其治疗。

伤寒病程中本因虚寒而腹泻，治疗时需根据腹泻后的情况调整治疗方案。若医者未察病情变化，再投以吐下之剂，是犯了"虚虚"之戒，病情将会进一步发生变化。误吐不仅具有升散动火之性，更有伤津化热之变，而误下则易致脾阳耗伤。胃热内蕴，脾阳耗伤，脾寒与胃热相格拒，形成上热下寒的寒格证。此时，若医者再次误用吐、下，则寒热格拒更加严重，出现脾升胃降逆乱，"食入口即吐"之症。

本证病位于中焦，脾寒上格、胃热气逆，故治疗时选用苦寒重于辛温的干姜黄芩黄连人参汤，用以清胃温脾。

**方剂**

# 干姜黄芩黄连人参汤方

### 干姜　黄芩　黄连　人参各三两

**上四味，以水六升，煮取两升，去滓，分温再服。**

**组成和用法**

### 干姜黄芩黄连人参汤方

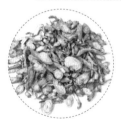

**干姜三两**

**黄芩三两**

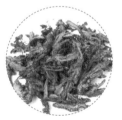

**黄连三两**

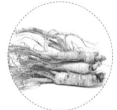

**人参三两**

以上四味药，用水六升，煎煮成二升，去掉渣滓，分两次温服。

229

## 方解

**本方是为上热下寒而见呕吐、下利之证所设。**

本方由干姜、黄芩、黄连、人参组成。方中干姜辛温祛寒，寒去则脾气得升，下利可停；人参甘温，益气生津，以补误治吐下后损伤脾气之气，解胃热脾寒之阻格；二者相配，可温其脾胃中州，健运脾气，使清阳得升，浊阴得降，则泻利自止。因寒甚于下而格热于上，故用黄芩、黄连清泄胃热，胃热得清、胃气得降、呕吐自止。本方以芩、连之苦寒配姜、参之甘温，攻补兼施之中以清泄胃热、降胃止呕为主。

## 原文

热利下重者，白头翁汤主之。

**译义**

热证下利，里急后重的，用白头翁汤主治。

## 评析

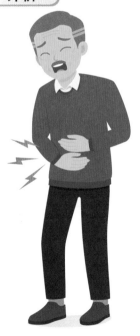

○ **本条讲述了厥阴热利的证治。**

从"热利"二字可知，本证是热邪下迫大肠，大肠传导失司，故而下利。因湿热积于肠道，滞而不走，使气血壅遏，化为脓血，故症见腹痛，下利脓血便，里急后重等，仲景仅以"下重"二字概括其证候特征，可谓言简意赅。肝经热邪，下迫大肠，治疗当清热燥湿、凉肝止利，用白头翁汤主治。

**方剂**

# 白头翁汤方

### 白头翁二两　黄柏三两　黄连三两　秦皮三两

**上四味，以水七升，煮取两升，去滓，温服一升。不愈，更服一升。**

---

**组成和用法**

#### 白头翁汤方

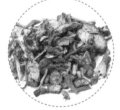

**白头翁二两**

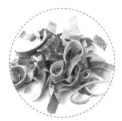
**黄柏三两**

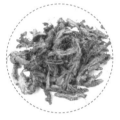
**黄连三两**

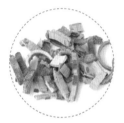
**秦皮三两**

---

以上四味药，用水七升，煎煮成两升，去掉渣滓，每次温服一升，服药后病未好的，再服一升。

---

**方解**

**本方由白头翁、黄柏、黄连、秦皮组成，四药皆为苦寒除湿胜热之品。**

方中以白头翁为君药，具凉肝舒肝之功效，尤其善于清下焦热毒；黄连可清湿热，厚肠胃；黄柏可泻下焦之火；秦皮可清肝胆及大肠之热，还可凉血坚阴止利。四药合用，共成清热燥湿，凉肝止利之剂。

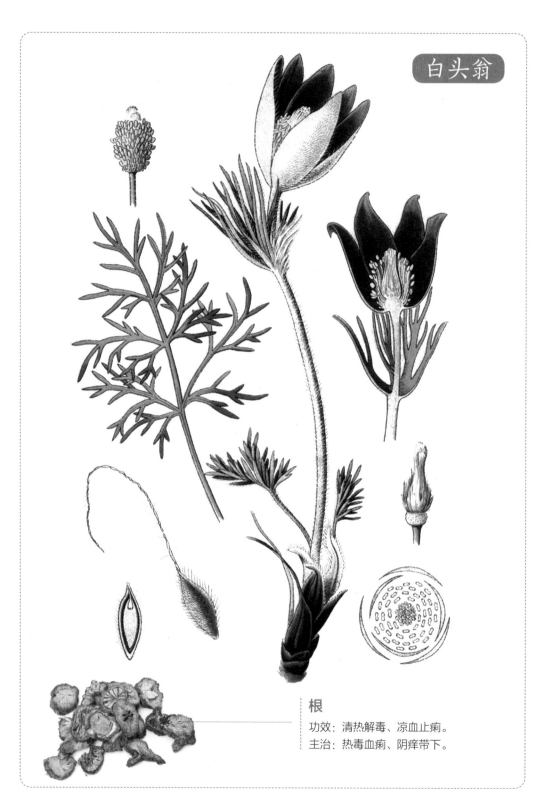

白头翁

根

功效：清热解毒、凉血止痢。

主治：热毒血痢、阴痒带下。

中医视频课

## 原文

干呕，吐涎沫，头痛者，吴茱萸汤主之。

### 词解

❶ 吐涎沫：吐出清稀唾液。

### 译义

干呕，吐出清稀唾液，头痛的，是肝寒犯胃、浊阴上逆所致，用吴茱萸汤主治。

### 评析

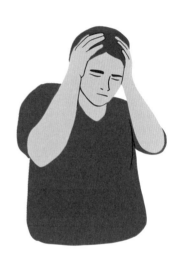

○ 本条讲述了肝胃虚寒、浊阴上逆的证治。

由于寒伤厥阴，下焦浊阴之气循经上逆，乘犯胃土而作干呕之状；寒邪伤胃，胃阳不能温化水津，因此产生清稀之涎沫，随气上逆而吐出；肝寒气逆，循经上冲，清阳不利则头痛，由于厥阴的经脉与督脉会于巅顶，故阴寒之邪随经上逆所产生的头痛常表现为巅顶痛。

因本证是肝寒浊气上逆所致，故治疗时当以温降肝逆为主，俾肝木得温，气逆得降，干呕、吐涎沫、头痛等症自除。

方剂

中医视频课

# 吴茱萸汤方

吴茱萸一升，汤洗七遍　人参三两　大枣十二枚，擘　生姜六两，切

上四味，以水七升，煮取二升，去滓，温服七合，日三服。

## 组成和用法

### 吴茱萸汤方

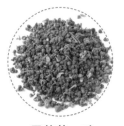

**吴茱萸一升**
沸水洗七次

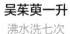

**人参三两**

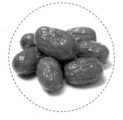

**大枣十二枚**
剖开

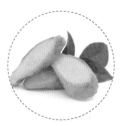

**生姜六两**
切片

以上四味药，用水七升，煎煮成二升，去掉渣滓，每次温服七合，一日服用三次。

## 方解

**本方由吴茱萸、人参、大枣、生姜组成。**

方中吴茱萸苦辛，可温胃散寒，降逆止呕；生姜辛温，重用之可散寒镇呕；人参、大枣甘温，可固中和脾。四药合用，共奏散寒止呕，温胃降逆之功效。

## 原文

问曰：病有霍乱❶者何？答曰：呕吐而利，此名霍乱。

### 词解

❶ 霍乱：病名，以呕吐和腹泻交作为主证。因其病势急而变化快，挥霍之间便致缭乱，因而名为霍乱。

### 译义

问：什么叫霍乱？答：呕吐与腹泻并作，病势急骤，顷刻间有挥霍缭乱之势的，这就叫霍乱。

### 评析

○ 本条讲述了霍乱的主证，明确了霍乱的概念。

霍乱的主要症状是呕吐和腹泻相互交作，本证通常起病突然，证候表现剧烈，病机是三焦气化不利，脾胃虚弱，正邪纷争。本证与其他病证出现的"呕吐下利"不同，本证除呕吐而利外，还可见心腹胀痛不安、发热、头痛、体痛等症状，且病情常在短时间内发生变化，导致阴阳损伤。而其他病证出现吐利，不会立即导致阴阳耗竭。

本证诊断时以"呕吐下利"作为要点，但也要从证候轻重、病势缓急等方面综合考察，以免发生误诊。

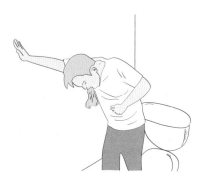

## 原文

问曰：病发热头痛，身疼恶寒，吐利者，此属何病？答曰：此名霍乱。霍乱自吐下，又利止，复更发热也。

问：病有发热、头痛，身疼、恶寒，呕吐、腹泻的，这是什么病？答：这名叫霍乱。霍乱是自内而发的呕吐和腹泻，又有呕吐腹泻停止后，再次发热的。

## 评析

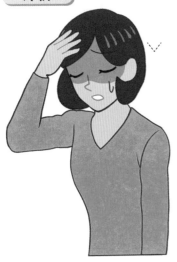

○ **本条讲述了表里同病的霍乱证。**

如同邪郁于表可影响及里一样，邪踞于中焦亦可波及肌表，致使营卫功能失常，从而出现发热头痛，身热恶寒等表证。发热头痛，身疼恶寒为表证；呕吐腹泻为里证；故本证为霍乱在里之邪波及肌表所致的表里同病。霍乱的主要症状"呕吐下利"，是自内而发，故呕吐腹泻停止后，里证已解，但表证未解，故复更发热。

## 原文

恶寒脉微而复利，利止亡血❶ 也，四逆加人参汤主之。

### 词解

❶ 亡血：这里作亡津液解。

恶寒脉微而又腹泻，恶寒脉微依然，而腹泻停止，这是津液涸竭，用四逆加人参主治。

### 评析

○ **本条讲述了霍乱阳虚液亡的证治。**

霍乱恶寒脉微下利，此为阴盛阳虚，必须要恢复阳气，腹泻才能停止，而今无阳复脉证，却见腹泻停止，这是津液涸竭，无物可下的缘故。因本证除阳虚外，还有液竭，故治疗时以四逆汤回阳救逆，再加人参大补元气、生津益血。

# 四逆加人参汤方

甘草二两，炙　附子一枚，生，去皮，破八片　干姜一两半　人参一两

**上四味，以水三升，煮取一升二合，去滓，分温再服。**

## 组成和用法

### 四逆加人参汤方

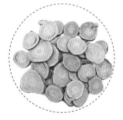
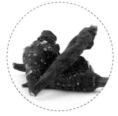
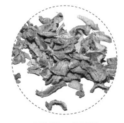
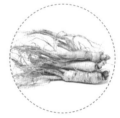

| 甘草二两 | 附子一枚 | 干姜一两半 | 人参一两 |
|---|---|---|---|
| 炙 | 生用，去皮，破成八片 | | |

以上四味药，用水三升，煎煮成一升二合，去掉渣滓，分两次温服。

## 方解

**本方是由四逆汤加人参组成。**

方中甘草、附子、干姜相合，组成四逆汤，具温中散寒、回阳救逆之功效；人参性温，可大补元气，生津益血。诸药相合，可治阴阳两虚之证候。

本方凡阳气不足，兼亡血津枯者，皆可用，不必拘泥于霍乱、伤寒吐利。

## 原文

霍乱，头痛，发热，身疼痛，热多欲饮水者，五苓散主之；寒多不用水者，理中丸主之。

### 译义

霍乱病，呕吐腹泻，头痛，发热，身疼痛，为霍乱表里同病，若表热较甚而想喝水的，用五苓散主治；若中焦寒湿偏盛而不想喝水的，用理中丸主治。

### 评析

◎本条讲述了霍乱表里寒热不同的证治。

霍乱以呕吐腹泻为主症，本条中又见头痛，发热，身疼痛等症，此为霍乱表里同病。因中焦阳气盛衰的不同，患者的证候表现会出现差异，故治疗时当以临床脉证辨别。若脾阳旺盛，正邪相争，发热症状明显，治疗当用五苓散化气运脾，分利水湿，外解表邪；若脾阳不足，正气不能与邪气相争，恶寒症状明显，治疗当用理中丸甘温补益以振奋中阳，兼以刚燥以化寒湿。

**方剂**

# 理中丸方

**人参　干姜　甘草，炙　白术各三两**

上四味，捣筛，蜜和为丸，如鸡子黄许大。以沸汤数合，和一丸，研碎，温服之，日三四，夜二服。腹中未热，益至三四丸，然不及汤。

汤法，以四物依两数切，用水八升，煮取三升，去滓，温服一升，日三服。若脐上筑❶者，肾气动也，去术，加桂四两；吐多者，去术，加生姜三两；下多者，还用术；悸者，加茯苓二两；渴欲得水者，加术，足前成四两半；腹中痛者，加人参，足前成四两半；寒者，加干姜，足前成四两半；腹满者，去术，加附子一枚。服汤后，如食顷❷，饮热粥一升许，微自温，勿发揭衣被。

❶ 脐上筑：形容脐上跳动不安，如捣物之状。　❷ 食倾：约一顿饭的时间。

## 组成和用法

### 理中丸方

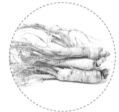

**人参三两**

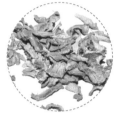

**干姜三两**

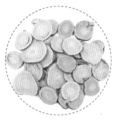

**甘草三两**
炙

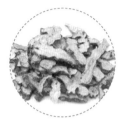

**白术三两**

以上四味药，捣细筛沫，用蜜混合做成鸡蛋黄大小的药丸。用沸水数合，与一粒药丸混合研碎，趁热服用，白天服用三四次，夜晚服用两次。服药后，腹中未感觉热的，可加至三四药丸。然而，丸药的效果不如汤剂。

汤剂的制作方法：将以上四味药稍切细，用水八升，煎煮成三升，去掉渣滓，每次温服一升，一日服用三次。

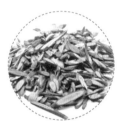
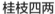

**桂枝四两**

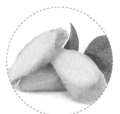

**生姜三两**

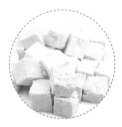

**茯苓二两**

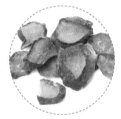

**附子一枚**

若出现脐上跳动不安的，是肾气上逆，去掉白术，加入桂枝四两；若呕吐严重的，去掉白术，加入生姜三两；若腹泻严重的，仍用白术；若心悸不宁的，加茯苓二两；若口渴想喝水的，加入白术，补足以上用量到四两半；若腹中疼痛的，加入人参，补足以上用量到四两半；若怕冷的，加入干姜，补足以上用量到四两半；若腹部胀满的，去掉白术，加入附子一枚。服药后约一顿饭的时间，吃一升左右的热粥，取暖保温，不要脱衣服掀被子。

**理中丸乃甘辛温补之剂，由人参、干姜、甘草、白术组成。**

方中人参可益中宫之气，甘草可缓三焦之急，人参得甘草可疗痛止利；白术可培脾土之虚，干姜可散胃中之寒，干姜得白术可除满止吐。本方用时，或丸或汤，随机应变即可。

理中丸方后的加减，是针对病理进程中可能出现的兼证所设。

如兼见脐上跳动不安，此为肾气上逆，故去白术之壅补，加桂枝以温阳制水平冲；若呕吐严重，此为脾阳不足致寒饮内停，上冲于胃，故去白术之壅补，加生姜以化饮和胃降逆；若腹泻严重，此为脾土不厚，仍用白术以培脾土之虚；若心悸不宁，此为水气凌心而致，故加茯苓可利水宁心定悸；若口渴想喝水，此为脾运不健，津不上达，故重用白术以补土布津；若腹中疼痛，此为中虚所致，故重用人参以补虚缓急止痛；若中寒明显，宜重用干姜以温中散寒；若腹部胀满，此为阳虚寒凝所致的气滞不行，故去白术之壅补，加附子以辛温通阳，散寒除满。

# 原文

吐利止，而身痛不休者，当消息 **❶** 和解其外，宜桂枝汤小和 **❷** 之。

## 词解

**❶** 消息：斟酌的意思。

**❷** 小和：微和，不需猛烈之剂。

## 译义

呕吐腹泻停止，而身体疼痛仍不解的，是里和表未解，应当斟酌使用解表的方法，可用桂枝汤小剂，微微和解表邪。

## 评析

○本条讲述了里和表未解的治法。

霍乱病呕吐、腹泻停止后，身体疼痛不止，这是里和而表未解的缘故，治疗时应当斟酌情况，先解除表证，用桂枝汤小剂和解表邪，调和营卫。方中"消息"二字，寓有灵活变通、随证选药的意思，提醒医者要斟酌病情，辨证论治。如身疼痛而脉沉迟，这是阴液受耗，筋脉失养，宜用桂枝新加汤。

## 原文

吐已下断，汗出而厥，四肢拘急不解，脉微欲绝者，通脉四逆加猪胆汤主之。

## 译义

呕吐腹泻已经停止，却见汗出而手足厥冷，四肢拘挛紧急不解，而且脉象微弱，似有似无的，用通脉四逆加猪胆汤主治。

### 评析

○本条讲述了阴竭阳亡的证治。

呕吐腹泻停止，若肢温脉复，则是阳气回复的佳兆，而今汗出厥冷依然，四肢拘急不解，而且脉微欲绝，并非阳复佳兆，而是无物可吐而自已，无物可下而自断，是阴竭阳亡的危候，治疗时用通脉四逆汤以回阳，加猪胆汁以益阴。

## 原文

吐利发汗，脉平，小烦❶者，以新虚不胜谷气❷故也。

### 词解

❶ 小烦：略感烦闷不舒。
❷ 不胜谷气：消化力弱的意思。

### 译义

呕吐、腹泻、汗出以后，脉象平和，略感烦闷不舒的，是病后新虚，脾胃之气尚弱，食物不能消化的缘故。

### 评析

○本条讲述了霍乱初解，病人微烦的原因。

呕吐、腹泻、汗出等症均解，脉象亦平和，是邪去正复的恢复期，期间略有烦闷不舒的，是病后新虚，脾胃之气尚弱，食物不能消化的缘故，这并不是病态，无须治疗，只需注意饮食调护，不难痊愈。

# 第十章 辨阴阳易差后劳复病症并治

## 原文

大病❶差后劳复❷者，枳实栀子豉汤主之。

### 词解

❶ 大病：伤寒热病。

❷ 劳复：疾病新愈，因劳累又复发。

### 译义

伤寒大病初愈，因劳累过度而复发，出现发热、心烦、脘腹胀满等症的，用枳实栀子豉汤主治。

### 评析

○本条讲述了劳复的证治。

大病初愈，正气较虚或余邪未尽，往往因操劳过度、饮食不节、七情伤感等导致旧病复发，通称劳复。本条所述劳复证候，极为简单，需以方测证。本证使用方剂为枳实栀子豉汤，是在栀子豉汤的基础上加减而成，可见本证应有热郁胸膈的证候特征，即患者势必会出现心烦、胸中窒闷等症；方中加入枳实，可见本证气郁严重，枳实的主要作用是行心下胃脘部气滞，因此，本证气郁部位以心下胃脘部为主，故可见脘腹胀满等症。如果兼有宿食不化，可和胃泻实，酌加大黄治之。

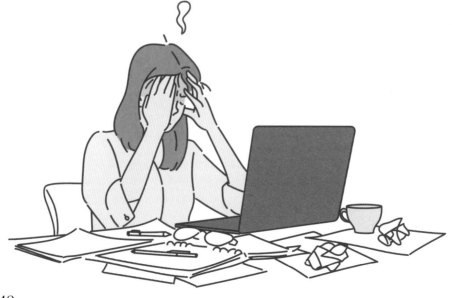

**方剂**

# 枳实栀子豉汤方

枳实三枚，炙　栀子十四个，擘　豉一升，绵裹

上三味，以清浆水❶七升，空煮取四升，内枳实、栀子，煮取二升，下豉，更煮五六沸，去滓，温分再服，覆令微似汗。若有宿食者，内大黄如博棋子大五六枚，服之愈。

**词解**

❶ 清浆水：有两种说法。一种是淘米泔水；一种是酸浆水，即将粟米烧成饭，投入冷水中浸五六日，生白花，色类浆即成。

**组成和用法**

枳实栀子豉汤方

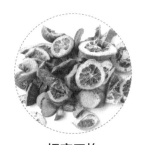

枳实三枚
炙

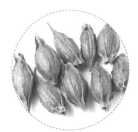

栀子十四个
剖开

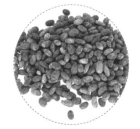

香豉一升
用布包

以上三味药，取淘米水七升，空煮成四升，加入枳实、栀子，煎煮成二升，加入豆豉，再煮五六沸，去掉渣滓，分两次温服，服完药后盖上衣被取暖，使身体微出汗。如果内有宿食、大便不通的，可加围棋子大小的大黄五六枚，服药后就会痊愈。

**本方由枳实、栀子、豆豉组成。**

方中枳实可宽下中气；栀子苦寒，可泄热除烦；香豉为轻清之品，可升清辟浊，宣泄陈腐；又用清浆水煮药，可开胃调中化滞。以上合之，可共奏泄热除烦，和中化滞之效。若兼有宿食者，可加大黄清洗肠胃，推陈致新。

# 原文

伤寒差❶以后，更发热，小柴胡汤主之。脉浮者，以汗解之，脉沉实者，以下解之。

## 词解

❶ 差 (chài) 同瘥，病愈。

## 译义

伤寒病，病已痊愈，又再发热，若兼见少阳脉证的，用小柴胡汤主治；若兼见脉浮的，用发汗法以解表祛邪；若兼见脉沉实有力的，用攻下法去除里实。

## 评析

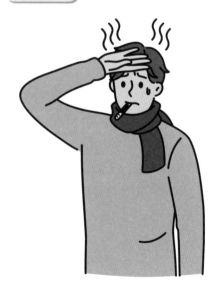

○ **本条讲述了差后又发热的证治。**

伤寒病痊愈后，又再发热，可能是邪气已退，而正气未全部恢复，也可能是复感外邪，需要根据脉证具体分析，找出主要病机，再采取相应措施。差后又发热，通常是正气已虚而邪不太甚，故须在照顾正虚的前提下祛邪。

本条对于差后发热的治疗方法有三种：和解、汗法、下法。皆是观其脉证后，随证而治，即少阳脉证，以小柴胡汤和解；脉浮，以汗解之；脉沉实者，以下解之。后两者为列出具体方剂，意在告诉医者当随症选方，避免执方治病。

## 原文

大病差后，从腰以下有水气者，牡蛎泽泻散主之。

### 译义

伤寒大病痊愈后，自腰部以下出现水肿的，用牡蛎泽泻散主治。

### 评析

○ 本条讲述了大病差后，腰下水肿的主治。

据方测证可知，本证为重病痊愈后，下焦气化失常，湿热堵塞，导致水气不行，停留作肿。水肿部位在腰部以下，可见本证重心在下在里，属热属实，故治疗用牡蛎泽泻散。

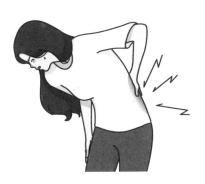

本方为攻逐利水之峻剂，患者实肿可用本方治疗，若患者为病后脾虚作肿，不可用本方。

## 原文

大病差后，喜唾 ❶，久不了了 ❷，胸上有寒，当以丸药温之，宜理中丸。

### 词解

❶ 喜唾（tuò）：时时泛吐唾沫。
❷ 久不了了：迁延不愈的意思。

### 译义

大病痊愈后，总爱泛吐唾沫，不能自制，长期迁延不愈的，这是脾虚不能摄津、寒饮停聚胸膈所致，应当用丸药温补，适宜用理中丸。

○本条讲述了大病差后，虚寒喜唾的治法。

大病差后，患者出现喜唾的症状，并且长期迁延不愈，这是因为患者在大病之后脾胃虚寒，运化失司，水谷之精微不得正常输布，营养于脏腑全身，反而凝聚成涎唾，上溢于口，故喜唾，久不了了。本证是因脾胃虚寒所致，治疗时当以温补中阳为主，理中丸具有温中益气，驱寒燥湿的功效，服用后中阳得健，津液布化恢复正常，喜唾之证自可愈。

# 原文

伤寒解后，虚羸❶少气，气逆欲吐，竹叶石膏汤主之。

## 词解

❶ 虚羸：虚弱消瘦。

## 译义

伤寒病解以后，出现身体虚弱消瘦，气息不足，气逆要呕吐的，用竹叶石膏汤主治。

## 评析

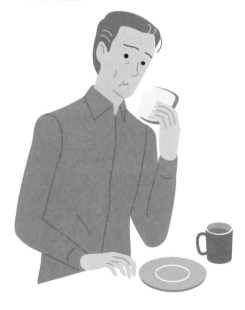

○本条讲述了病后胃热未尽,气液两伤证治。

伤寒病，既能损伤人体的阳气，又能消烁人体的阴液。伤寒初愈，余热未尽，津液受损，不能滋养形体，故身体虚弱消瘦；元气不足，中气损伤，故动则少气不足以息；余邪未尽，胃阴伤而胃气上逆，故气逆欲吐。综上可知，本证是因伤寒病后，气液两伤所致，治疗时当清热和胃、益气生津，故用竹叶石膏汤主治。

中医视频课

方剂

# 竹叶石膏汤方

竹叶二把　石膏一斤　半夏半升，洗　麦门冬一升，去心

人参二两　甘草二两，炙　粳米半升

上七味，以水一斗，煮取六升，去滓，内粳米，煮米熟汤成，去米，温服一升，日三服。

## 组成和用法

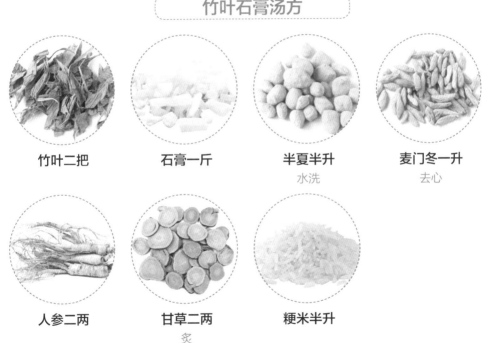

竹叶石膏汤方

| 竹叶二把 | 石膏一斤 | 半夏半升<br>水洗 | 麦门冬一升<br>去心 |
| 人参二两 | 甘草二两<br>炙 | 粳米半升 | |

以上七味药，用水一斗，先加入前六味药煎煮成六升，去掉渣滓，再加入粳米煎煮，待米熟汤成，去掉米，每次温服一升，一日服用三次。

247

**方解**

**本方是由白虎加人参汤去知母，加竹叶、半夏、麦冬组成。**

方中竹叶、石膏性寒，可止烦热、清胃热，两者合用，清热除烦；人参性温，可生津止渴，甘草性平，可补脾益气，两者合用，可益气生津；麦冬、粳米滋养胃液；半夏辛散，可和胃降逆。诸药合用，为益气生津，滋养阴液之良剂。

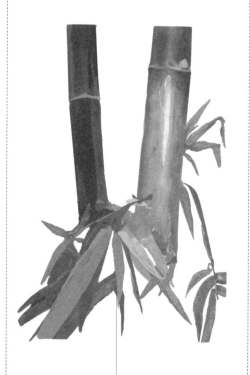

竹

叶

功效：清热除烦、生津、利尿。

主治：热病烦渴、小儿惊痫、咳逆吐衄、小便短赤、口糜舌疮。

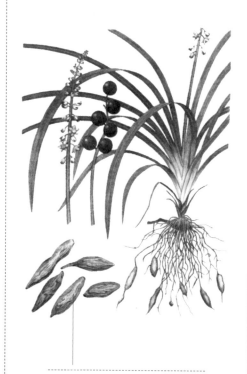

麦冬

块根

功效：滋阴润肺、益胃生津、清心除烦。

主治：肺燥干咳、阴虚劳嗽、津伤口渴、消渴、心烦失眠、咽喉疼痛、肠燥便秘。

病人脉已解，而日暮微烦，以病新差，人强与谷，脾胃气尚弱，不能消谷，故令微烦，损谷❷则愈。

## 词解

❶ 脉已解：病脉已除，脉象平和。

❷ 损谷：节制饮食的意思。

## 译义

患者病脉已解，脉象平和，却每于傍晚时分出现轻微的心烦，这是疾病刚愈，脾胃机制还很虚弱，消化力差，由于勉强进食，不能消化的缘故。此时，只需适当减少饮食，疾病则会痊愈。

## 评析

o本条讲述了病解之后微烦的机转和调护。

病后初愈，脾胃运化之力尚弱，勉强进食，难以消化，故出现轻微心烦。本证无须药物治疗，只要节制饮食，自可痊愈。同时也提醒我们，大病初愈当控制饮食，以免蓄食不化，出现其他变证。临床中若出现食积不化，烦闷较严重的，可适当给予消导化食之剂。

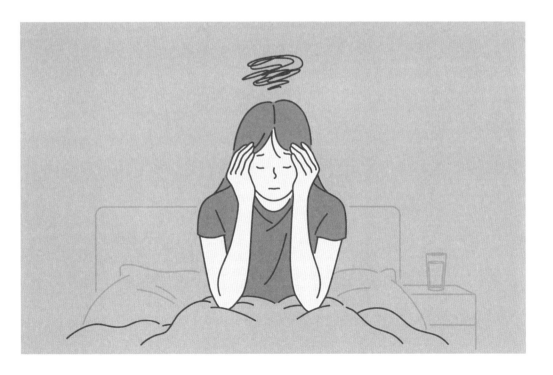